Julius Martin Klob

Pathologisch-anatomische Studien über das Wesen des Cholera-Processes

Julius Martin Klob

Pathologisch-anatomische Studien über das Wesen des Cholera-Processes

ISBN/EAN: 9783743641860

Hergestellt in Europa, USA, Kanada, Australien, Japan

Cover: Foto ©berggeist007 / pixelio.de

Weitere Bücher finden Sie auf **www.hansebooks.com**

The Library of the
Wellcome Institute for
the History of Medicine

MEDICAL SOCIETY
OF
LONDON
DEPOSIT

Accession Number

Press Mark

ADAMS, William

Digitized by the Internet Archive
in 2014

https://archive.org/details/b20401711

PATHOLOGISCH-ANATOMISCHE STUDIEN

ÜBER DAS WESEN DES

CHOLERA-PROCESSES

VON

Dr. JULIUS MAR. KLOB,

PROFESSOR DER PATHOLOGISCHEN ANATOMIE AN DER WIENER HOCHSCHULE, PROSECTOR DES KRANKENHAUSES RUDOLFS-STIFTUNG ETC. ETC.

MIT EINER TAFEL ABBILDUNGEN.

LEIPZIG,
VERLAG VON DUNCKER & HUMBLOT
1867.

Meinem theuern Vater

Herrn

JOHANN JOS. KLOB

in Olmütz

in schuldiger Anerkennung seines hohen Sinnes für Wissenschaft, in treuester Sohnesliebe und innigster Dankbarkeit

der Verfasser.

Vorwort.

Die Frage, ob niederste pflanzliche oder thierische Organismen die Träger des Choleragiftes seien, wurde schon wiederholt aufgeworfen und verschieden beantwortet. Ein directer Nachweis solcher einfachster Lebensformen wurde eben niemals geliefert, und die gegebenen Antworten können, einzelne ganz irrthümliche abgerechnet, nur als mehr oder weniger glücklich gewählte vorläufige Auskunftsmittel betrachtet werden.

Dies war zunächst die Veranlassung, dass ich im Hinblicke auf die so wesentlichen Verbesserungen unserer optischen Instrumente die Frage neuerdings aufstellte, und die bis nun erreichten Resultate meiner diesbezüglichen Untersuchungen sind in den folgenden Blättern niedergelegt.

Nachdem ich constant gewissen einfachsten organischen Formen begegnet war, musste ich über das Wesen derselben klar zu werden suchen, und da traten mir denn Schwierigkeiten entgegen, deren Beurtheilung nur möglich ist, wenn man die Unsicherheit kennt, mit welcher theils von Zoologen, theils von Botanikern gerade jene Formen bald da bald dorthin angereiht, bald zusammengeworfen, bald getrennt, bald als pflanzliche bald als thierische Wesen gedeutet werden. Darum lege ich auch nicht geringes Gewicht auf die strenge Durchführung gerade dieses Theiles meiner Aufgabe, und glaube, Wesentliches über die organische Stellung und die parasitische Bedeutung der sogenannten Vibrionen und Bacterien mitgetheilt zu haben.

Für die mir gewordene freundliche Aufmunterung und Unterstützung von Seite des hochverehrten Directors der „Rudolfs-Stiftung" Herrn Med.-Rath Dr. Ulrich, sowie der Herren Aerzte unserer Anstalt, namentlich des aufopfernd thätigen ersten Secundararztes der Cholera-Abtheilung Herrn Dr. Mader, sodann aber auch von Seite unseres ausgezeichneten Mycologen Herrn Docenten Dr. H. Reichardt sage ich hier meinen herzlichsten Dank.

Möge man in dieser Arbeit nicht mehr suchen, als ich hineinlegen wollte, und nicht weniger finden, als ich darin selbst vermuthe.

Wien, im December 1866.

Klob.

I. Aeussere Beschaffenheit der Defaecationen und des Erbrochenen Cholera-Kranker, sowie des Darminhaltes von Cholera-Leichen.

Im Allgemeinen lässt sich behaupten, dass die Defaecationen von Cholerakranken meistens dasselbe Bild bieten als: die berühmten sogenannten Reiswasser-Stühle, und in der That, diese nun landläufige Bezeichnung ist treffend gewählt und ich möchte sogar sagen exclusiv characteristisch. Ich übersehe hierbei nicht die Fälle von Cholera ohne Entleerung von reiswasserähnlichen Massen, von denen Lindsay[1]) behauptete, dass sie namentlich bei Geisteskranken vorkommen, doch abgesehen davon, dass in solchen überdiess äusserst seltenen Fällen die Leiche nach übereinstimmenden Angaben Anderer (Virchow) den ganzen Darm voll reiswasserähnlicher Flüssigkeit zeigt, wird es die Regel nicht beeinflussen, dass in seltenen und zumal noch genauer präcisirten Fällen Ausnahmen vorkommen.

Da ferner dem Ausbruche der eigentlichen Cholera beinahe immer Diarrhoe vorangeht, auf deren Vernachlässigung Scharlau[2]) vielleicht zu grosses Gewicht legte, so ist begreiflich, dass zur Zeit des Hervortretens der eigentlichen Cholera-Symptome keine Faecalmassen mehr in den Defaecationen gefunden werden.

Damit schon ist natürlich auch erklärt, dass die Reiswasserstühle keine sichtbaren Gallenbeimischungen zeigen und strenge

---

[1]) Associations-Journal 1854.
[2]) Theor.-pract. Abhandl. über den Typhus, die Cholera etc. Stettin 1853. pag. 109.

genommen farblos sind. Ich erinnere nur nebenbei, dass man in Folge dessen eine Zeit lang von Cession der Leberthätigkeit, sogar von Abschnürung des Ductus choledochus als Ursache der Cholera gesprochen hat[1]). Die grosse Masse des Transsudates, sowie die wirklich constante anatomische Veränderung des Leberparenchyms, dürfen dabei ebenfalls nicht übersehen werden.

Die eigentlichen Reiswasserstühle stellen eine Flüssigkeit dar, welche meistens farblos, graulich, mehr oder minder trübe, mit massenhaften grauweissen oder weissen fetzigen und klumpigen oder streifigen schleimigen Massen reich gemischt ist. Lässt man die Flüssigkeit stehen, so bildet sich bald ein flockig schleimiger, beim Aufrühren rasch zerfahrender Bodensatz, welcher meist ein Drittel, manchmal selbst die Hälfte des ganzen Volumens ausmacht. Die Flüssigkeit über demselben ist mehr oder weniger getrübt, farblos, graugelblich oder grauröthlich.

Je nachdem die erwähnten Flocken grösser oder kleiner, die Schleimmassen geringer oder bedeutender sind, gibt es natürlich schon hier verschiedene Nuançirungen — „trübe wie Haferschleim oder etwas heller, wie Molken oder Reiswasser" (Reinhardt und Leubuscher[2]). Das Sediment ist nach diesen beiden Autoren der Hauptmasse nach Schleim.

Eine der besten Schilderungen der verschiedenen Formen der Choleradejectionen ist eine der ältesten, die von Böhm[3]), welche ich nach Haeser mittheile: „Milchig ist der Darminhalt, wenn die Menge des Secretes zu den damit gemischten Epitheltrümmern gross ist, diese aber bei der Häutung ihre äusserste Zerspaltung in die solitären pyramidalen Grundtheilchen erlitten haben. Eiterartig oder rahmig wird der Inhalt genannt, wenn die feinsten und weder durch Galle noch sonst gefärbten Epitheliumtheilchen nur

---

[1]) Coze: Sur une lesion anatomo-pathologique, observée dans les Cadavres. Compt. rend. de l'Acad. des scienc. T. XXIX. No. 15. — Gairdner: On the pathol. Anat. of Cholera. Monthly Journ. and retrosp. of the medic. scienc. July 1849.

[2]) Beobachtungen über die epidem. Cholera. Virchow's Archiv Bd. II. 1849. pag. 412.

[3]) Die kranke Darmschleimhaut in der asiat. Cholera mikroskopisch untersucht von Dr. L. Böhm. Berlin, bei A. Duncker. 1838. pag. 10—36.

durch sparsames Secret verdünnt sind; **flockig**, wenn das Secret sehr profus und die Häutung des Epitheliums erfolgt ist, nachdem dasselbe nur rissig geworden, aber nicht wie in den vorigen Arten, in seine feinsten pyramidalen Grundtheilchen sich schon gelöst und gespalten hat. Der **reisbrühähnliche Inhalt** bildet nur eine Modification des vorigen, wenn nämlich die Flocken in geringerer Anzahl in der copiösen, ein wenig trüben Darmflüssigkeit schwimmen, und dabei eine besondere Grösse erreicht haben, indem sie aus der Zusammenstellung ausgedehnter Lamellen des Oberhäutchens entstanden sind. Sie kommen auch nur im letzten Theile des Ileums vor. **Hafergrützartiger Inhalt** bildet sich auf eine solche Weise, dass abgestossene grössere Epitheliumtheilchen von verschiedener, theils weisser, theils graugrünlichter Farbe mit einander innig gemischt und durch sparsames Darmsecret zu einer Masse von breiigter Consistenz vereinigt sind".

Damit sind wirklich alle die Formen der Cholera-Defaecationen in ihrer Wesenheit erschöpft, und weitere Modificationen derselben entstehen nur durch grössere Beimischung von Schleim oder von Blut.

Die **schleimigen Beimischungen** sind oft beträchtlich, und gegenüber andern Beobachtern muss ich behaupten, dass sie niemals ganz fehlen. Oft stellen sie froschlaichartige Massen dar, deren genauere microscopische Beschreibung später folgt.

Die Blutbeimischung ist äusserst verschieden der Quantität nach. Es geschah sehr häufig, dass ich bei der microscopischen Untersuchung Blutkörperchen fand, wo ich aus dem äusseren Ansehen der Defaecation auf deren Vorhandensein unmöglich schliessen konnte. Bei bedeutenderer Beimischung von Blut färben sich die Defaecationen schwach röthlich, endlich roth. Die rothe oder rothbraune Färbung bleibt bei reichlicher Defaecation meistens so ziemlich erhalten; doch geschieht es unter nicht näher bekannten Umständen, dass im Darmcanale noch eine Zersetzung und Umwandlung des Blutrothes stattfindet, und der Stuhlgang dann eine schmutzig chocoladebraune Flüssigkeit darstellt, in welcher manchmal streifig gestocktes, dunkelrothbraunes Blut in kleinen Flocken schwimmt. Wahrscheinlich ist, dass diese Entfärbung zu Stande kommt, so lange noch Säuren im Darmrohre vorhanden sind, wenigstens findet sie sich weit öfter am Erbrochenen als an der Defaecation. In zwei Fällen war die Beimischung von Blut so beträchtlich, dass der Dünndarm-Inhalt an der Leiche schwarzbräunlich dünnflüssig aussah; in beiden Fällen, welche äusserst rapid verlaufen waren, reichte diese Beschaffenheit des Darminhaltes genau bis an die Coecalklappe, während der Dickdarm flockig schleimige, grauliche, dünnflüssige Massen enthielt. Bedeutend hervortretende Hyperaemie der Darmschleimhaut, besonders des untersten Ileums mit Haemorrhagie in die Zotten, namentlich in nächster Umgrenzung der Peyer'schen Plaques, in andern Fällen aber ausgezeichnete haemorrhagische Erosionen der Magenschleimhaut liessen in den beträchtlicheren Fällen von Blutbeimischung die Quellen erkennen. Die obenerwähnte chocoladebraune Färbung war in der Regel — aber nicht immer — das Zeichen, dass die Blutung schon im Magen stattgefunden hatte.

Die Defaecationen reagirten immer alcalisch.

Das bisher Gesagte gilt von den Entleerungen, welche dem sogenannten algiden Stadium vorausgehen oder wohl noch in dasselbe hineinreichen. Nur diese Entleerungen zeigen eben für die Cholera Characteristisches, während die etwa später und im sogenannten Cholera-Typhoide auftretenden nichts Characteristisches mehr bieten und äusserst verschieden sind, je nach dem Zustande des Darmcanals. Im Allgemeinen kann man sagen, sie werden mehr schleimig, die fetzig flockigen Beimischungen fehlen, der Wassergehalt nimmt ganz ausserordentlich — im Verhältnisse zu den früheren Entleerungen — ab, und gelbe oder grünliche Färbung stellt sich wieder ein.

Das Erbrochene enthält natürlicherweise Anfangs noch Speisereste, wird später ebenfalls exquisit reiswasserähnlich, endlich wieder mehr schleimig. In Bezug auf die Beimischungen gilt ebenfalls das von den Defaecationen Erwähnte. Die Reaction des Erbrochenen ist im Ganzen sauer, doch habe ich sie auch bei längerer Dauer des Erbrechens neutral und selbst schwach alcalisch gefunden.

Was nun endlich den Inhalt des Verdauungstractes von Cholera-Leichen betrifft, so fehlt er in den meisten Fällen im Oesophagus beinahe ganz. Corbin ¹) gibt an, im Oesophagus Cholerakranker krümliche pseudomembranöse collabirte graugelbliche Fetzen gefunden zu haben, und auch Wedl ²) erwähnt eines solchen Befundes bei einem drei Tage an Cholera krank gelegenen Knaben als einer schmutzig bräunlichgrauen Masse. Leubuscher und Reinhardt fanden im weiteren Verlaufe der Krankheit dreimal diphtheritische Exsudate. In dem einen Falle waren an den hyperaemischen theilweise von ihrem Epithelium entblössten Stellen nur einzelne kleine Infiltrationen der oberflächlichen Schleimhautschichte vorhanden. Bei einer anderen Section fanden sie die Schleimhaut der unteren Hälfte des Oesophagus fast in ihrer ganzen Ausdehnung mehr oder weniger tief mit diphtheritischem Exsudate infiltrirt, welches zum Theil schon zerfallen war, und zahlreiche kleine Geschwüre hinterlassen hatte — — —. In einem dritten Falle waren die infiltrirten Gewebe schon abgestossen, die Muskelhaut war in weiter Ausdehnung blossgelegt ³).

Im Magen von Cholera-Leichen findet sich meist eine graulich trübe, mitunter auch entschieden reiswasserähnliche Flüssigkeit. Blutige Beimischungen ändern entsprechend diesen Inhalt. In sehr vielen — um nicht zu sagen, in den meisten Fällen haftet an der Magenschleimhaut ein glasiger zäher, meist farbloser, zuweilen blassgrünlich gefärbter oder von weisslichen Streifen durchsetzter Schleim, und ich erwähne hier, da es nicht in der Tendenz dieser Zeilen liegt, die anatomischen Veränderungen des Verdauungstractes bei der Cholera ausführlich darzustellen, deren vielfacher und ganz classischer Beschreibung von Böhm, Pirogoff, Gairdner, Rokitansky, Wedl, Reinhardt und Leubuscher, Heschl, Virchow u. A. ich nichts wesentlich neues hinzuzufügen wüsste, dass ich Virchow's Beobachtung von der Häufigkeit des Vorfindens chronischen Magencatarrhs bei Cholera-Leichen vollkommen bestätigen kann.

Im Duodenum und obersten Jejunum der im algiden Stadium

---

¹) Sur l'éxistence d'une Pseudomembrane blanche dans l'Oesophagus des Cholériques. Gaz. méd. de Paris. 1849. No. 27.

²) Studien über Cholera. Zeitschrift der kais. Gesellschaft der Aerzte in Wien. 1849. pag. 638.

³) a. a. O. pag. 493.

Verstorbenen ist der Darminhalt meistens dicklicher, das was Böhm rahmig genannt hat, je weiter nach abwärts, desto mehr flockig wird die Masse: am characteristischesten schien sie mir immer im untersten Ileum, während im Dickdarm nicht immer grössere Massen vorhanden waren, und die etwa vorhandenen gleichmässiger getrübt aussahen. Der äussere Habitus des Dünndarms ist beinahe immer der eines über seinem ihn nicht völlig ausfüllenden Inhalte collabirten dünnwandigen schlaffen Schlauches, wenn sein Inhalt reiswasserähnlich ist.

Hat das Erbrechen und die Diarrhoe einige Zeit vor dem Tode schon nachgelassen, so bemerkt man an der Leiche wohl auch noch zuweilen den lähmungsartigen Habitus des Dünndarms und auch als Inhalt desselben eine nicht um vieles substanzreichere, ja häufig genug noch immer reiswasserähnliche Masse. Viel häufiger aber ist in solchen Fällen der Darm wieder mehr oder weniger contrahirt, besonders im Cholera-Typhoid, und an der gelockerten Schleimhaut haftet ein graulicher oder gelblich grauer Schleim, untermischt mit glasartig zähen, meistens etwas grünlich oder gelbgrün gefärbten, durchsichtigen, schleimigen oder nahezu leimartigen Massen. Nicht selten finden sich citron- oder braungelb gefärbte, klumpige oder flockige Massen von verschiedenem meist unbedeutenden Volumen, daneben ein durch Consistenz und Farbe völlig verschiedener, glasartig zäher grasgrüner Schleim, welcher an unsere Süsswasser-Algen erinnert.

Ist der Darm wieder contrahirt, dann hat die Peritoneal-Oberfläche desselben oft ein eigenthümliches, welliges oder chagrinirtes Aussehen, so dass man auf den ersten Blick meinen möchte, es fänden sich pseudomembranöse Beschläge am Darmperitoneum; doch beruht dies nur auf der ungleichmässigen Contraction zunächst der äusseren Muskellagen des Darmes und vielleicht auch auf der in Folge dessen eintretenden leichten Faltung des noch unelastischen Peritoneums. Die Ungleichheit der Contraction kann sich auf ganzen Darmparthien finden, so dass stellweise das Darmrohr contrahirt, stellweise noch schlaff gefunden wird. In solchen Fällen entstehen dann leicht Darmeinschiebungen (vielleicht sogar erst post mortem); ich habe dieselben in dieser Epidemie mehrmals beobachtet.

Ein ebenfalls auf ungleichmässige Contraction zu beziehendes ganz eigenthümliches äusseres Ansehen bot mir in zwei Fällen — besonders in Einem sehr entwickelt, der Magen. Es war ein État mamelloné äusserlich sowohl, als die diese Bezeichnung veranlassende Schleimhautwucherung innerlich, die Peritoneal-Oberfläche zeigte zahllose runde oder rundliche Buckel oder Felder.

Ich gehe nicht weiter auf die macroscopischen Verschiedenheiten der Cholera-Dejectionen ein, einestheils weil die etwa noch vorgefundenen Modificationen als unwesentliche und zufällige bezeichnet werden müssen, anderntheils jedoch, weil ich in vorstehender Arbeit hauptsächliches Gewicht auf die microscopischen Untersuchungen gerade der gewöhnlichen, characteristischen Formen lege.

II. Microscopische Untersuchung der Cholera-Dejectionen und des Darminhaltes von Cholera-Leichen.

Die in den Dejectionen Cholera-Kranker und im Darminhalt von Cholera-Leichen vorgefundenen Bestandtheile lassen sich ihrer Natur nach und vielleicht damit auch ihrer Beziehung zum Krankheitsprocesse nach in constante und in zufällige, inconstante Bestandtheile trennen, und es mag sich weiteren Forschungen ergeben, ob die ersteren nicht vielleicht als wesentliche Bestandtheile aufgefasst werden können. Ich fasse in Folgendem, um Wiederholungen zu vermeiden, die Untersuchungen des Erbrochenen, sowie der Defaecation von Cholera-Kranken und jene des Darminhaltes von Cholera-Leichen zusammen und erwähne bei den einzelnen Bestandtheilen die etwa mir aufgefallenen Unterschiede ihres Vorkommens in den verschiedenen erwähnten Massen, welche erstere sich aber beinahe durchgehends auf quantitative Verhältnisse beziehen.

A. Constante Bestandtheile der Cholera-Dejectionen und des Darminhaltes von Cholera-Leichen.

1. Epithel.

In den Dejectionen von Cholera-Kranken findet sich immer und constant Epithel in sehr bedeutender Menge, und zwar sowohl als **Pflaster-** als auch als **Cylinderepithel**.

Kurz nachdem Henle das Cylinderepithel des Darmrohres entdeckt hatte, wies Böhm die Desquammation desselben bei der Cholera asiatica nach.

Das **Cylinderepithel** bildet nahezu die Hauptmasse des organischen Inhaltes der Dejectionen. Jene weissen oder weisslichen Flocken der Reiswasserstühle sind Cylinderepithel des Dünndarms, welches in zusammenhängenden membranartigen grösseren oder kleineren, nun meistentheils zusammengeballten Stücken desquammirt wurde. Häufig genug finden sich ganze Zottenbekleidungen oder auch Ausfüllungen der Lieberkühn'schen Schläuche abgestreift, und man erhält hauptsächlich von solchen Formen, aber auch wohl von kürzeren Epithelial-Platten die netten mosaik-artigen Bilder, wenn letztere von der Fläche her gesehen werden. Th. Williams mag wohl von der Flächenansicht der desquammirten Cylinderepithelialzellen des Darmes getäuscht worden sein, als er wähnte, dass er in den Cholera-Ausleerungen eigenthümliche pentagonale und mit Moleculen gefüllte Zellen entdeckt habe, welche in Folge von Endosmose platzen und ihren Inhalt ergiessen, und dass die festen Bestandtheile der Ausleerungen, die Flocken, durchaus aus solchen ausgestreuten Moleculen bestehen. Es scheint, dass Williams in diesen Formen der Cholera wesentlich eigenthümliche Zellen gesehen zu haben glaubte [1]).

In der trüben Flüssigkeit, welche sich bei längerem Stehenlassen der Cholera-Dejectionen über dem schleimig flockigen Bodensatze findet, sieht man aber auch zahllose einzelne, völlig isolirte

---

[1]) Microscopic characters of Cholera-Discharges. Lond. med. Gaz. October 1849. pag. 479.

Epithelialzellen herumschwimmen, auch habe ich in einigen Fällen, bei welchen die Diarrhoe längere Zeit vor dem Tode schon sistirt hatte, in dem graulichweissen, gleichförmigen, nicht so flockig aussehenden Inhalte des mässig contrahirten Dünndarms die Epithelialzellen in der grössten Mehrzahl isolirt, oder doch nur zu wenigen beisammen gefunden. Je profuser die Transsudation, in desto grösseren Strecken desquammirt das Epithel, und dies ist auch der Grund, warum im Duodenum und obersten Abschnitt des Jejunums der Darminhalt mehr rahmartig gefunden wird. Dort ist eben die Transsudation verhältnissmässig am unbedeutendsten und in dem so aussehenden Darminhalte findet man dann auch die Epithelzellen meistens isolirt. Aus der Grösse der aus zusammenhängendem Epithel bestehenden Fetzen, welche sich in den Dejectionen finden, lässt sich also ein ganz bestimmter Schluss auf die Rapidität des Exsudationsprocesses ziehen.

Ob nun die Cylinderzellen einzeln oder in grösserer Anzahl noch vereinigt sich finden, immer zeigen sich dieselben körnig getrübt und etwas gequollen (trübe Schwellung); der Kern ist häufig ganz verdeckt, und manche Elemente sind missstaltig, wie verzogen. Bei vielen fehlt der Basalsaum, der Zellenkörper endet an seiner Breitseite etwas abgerundet mit einfachem Contour.

Die Trübung der Cylinderepithelien rührt von feiner Eiweissmolecule her, Zusatz von Essigsäure hellt sie nicht vollständig auf, und macht den Zellenkern scharf contourirt hervortreten. In einzelnen Fällen finden sich, und zwar, wie mir vorkam, bei den isolirt schwimmenden Cylinderzellen kleinere und grössere Fetttröpfchen, manchmal sogar in bedeutender Menge.

Pflaster-Epithelialzellen finden sich namentlich im Erbrochenen und zwar in mässiger Menge, doch habe ich dieselben auch sehr häufig, um nicht zu sagen immer im Darminhalte, sowie in den Defaecationen angetroffen. Sie stammen natürlicherweise aus dem Oesophagus, vielleicht auch aus der Rachen- und Mundhöhle. Jene krümlichen Massen, welche öfter im Oesophagus gefunden und theilweise als diphtheritische Schorfe beschrieben wurden, bestehen der Hauptmasse nach aus Pflasterepithel.

Die Pflasterepithel-Zellen sind meistens isolirt, seltener zu zweien oder mehreren noch beisammen. Dieselben sind immer blass und durchsichtig, häufig wohl auch körnig getrübt. Die Gestalt derselben erscheint je nach der Flächen- oder Seitenansicht sehr verschieden, namentlich gilt dies vom Halbprofil, welches oft muldenförmige Ansichten gibt; ich würde gewiss die Erwähnung eines so bekannten Umstandes vermeiden, wenn ich erstens nicht selbst überrascht gewesen wäre, in den Defaecationen überhaupt Pflasterepithel zu finden, und zweitens, wenn ich nicht erwähnen wollte, dass manche Abbildungen der Cercomonas intestinalis von der Ansicht einer Pflasterepithelialzelle im Halbprofil gar nicht zu unterscheiden sind. Einmal glaubte ich selbst eine trichterförmige Monade mit oberer verengter Oeffnung vor mir zu haben, bis mich eine leichte Bewegung des Deckgläschens von der Epithelial-Zellennatur des Objectes überzeugte. Ich kann auch nicht unerwähnt lassen, dass man die Cercomonas intestinalis am häufigsten im obersten Abschnitte des Darmrohres (Duodenum) gefunden haben will, also in jenen Parthien, welche dem Bereiche des Pflasterepithels am nächsten stehen.

Noch auffälligere Aehnlichkeiten haben manche Zeichnungen dieses parasitischen Infusoriums mit den ganz neuester Zeit von Letzerich[1]) entdeckten Vacuolen, namentlich den angesaugten. (Vgl. Fig. 2 und 4 auf Taf. VI der angef. Zeitschrift.)

Bei genauerer Untersuchung der Pflasterepithelien, welche sich in den Cholera-Dejectionen finden, wird sehr häufig eine ganz eigenthümliche Bezeichnung ihres Zellenkörpers auffallen. Zunächst findet man derlei Elemente, welche in einer grösseren oder kleineren Parthie ihrer Oberfläche geradezu wie bestaubt aussehen. Bei 800-facher Vergrösserung (Hartnack, System Nr. 10 à l'immersion Oc. 3) sind eben feinste, gerade noch erkennbare Pünktchen als Ursachen dieser Bestaubung zu erkennen. (S. Fig. 1. a.)

Weiters aber findet man Pflasterepithelial-Zellen, an welchen diese punktförmigen Zeichnungen schon etwas grösser erscheinen, bis zu solchen, wo sich feine Körnchen erkennen lassen mit deutlich heller Mitte und einfachem scharfen Randcontour. (Fig. 1. b.)

Endlich finden sich Pflasterepithelial-Zellen mit noch deutlich

---

[1]) Ueber die Resorption der verdauten Nährstoffe im Dünndarm. Virchow's Archiv. Bd. XXXVII. pag. 232. 1866.

erkennbarem Kerne mit diesen kleinen Körnchen besäet, welche in ganz auffälliger Regelmässigkeit, in gleichen Abständen von einander die Zelle zu erfüllen scheinen. (Fig. I. c.) Diese Körnchen sind nun nicht etwa im Zellenkörper selbst entstanden, sondern sie haften demselben unzweifelhaft an; und ferner kann man sich überzeugen, dass dieselben nur auf Einer der beiden Flächen aufgelagert sind. Sie treten nämlich immer zugleich in das klare Sehen und der Zellenkern ist immer undeutlich, so dass man auf- oder niederschrauben muss, um denselben deutlich zu sehen. Ich spreche hier zugleich die Ueberzeugung aus, dass diese kleinen Körnchen immer die obere, d. h. dem Cavum zugekehrt gewesene Fläche der Zelle einnehmen. Eine eigenthümliche Begrenzung einer solchen Menge von Körnchen an einer Epithelialzelle (Fig. I. d) machte mir diese Annahme ganz besonders plausibel; denn man kann sich leicht denken, dass, angenommen, diese Körnchen haften dem Elemente von aussen an, der nicht von den Körnchen eingenommene Theil dieser Zelle von einer anderen überliegenden verdeckt war.

Wo ein kleinerer oder grösserer Theil der Zellen von diesen Körnchen eingenommen ist, sieht man oft, besonders am Rande der Anhäufung die Körnchen in die Länge gezogen, kurzen Stäbchen ähnlich, oder aber man sieht zwei solcher Körnchen in Achterform aneinanderliegend, während sie sonst isolirt und so ziemlich in gleicher Distanz auseinandergehalten sind (Fig. I. e).

2. Blut.

Wenn ich auch nicht gerade behaupten kann, dass in den Defaecationen ausnahmslos Blut sich findet, so sieht man doch häufig genug in denselben, wenn sie auch nicht äusserlich schon durch röthliche Färbung das Vorhandensein von Blut verrathen, einzelne Blutkörperchen oder aber streifige Anhäufungen derselben dem Schleime beigemischt. Das Aussehen derselben ist so ziemlich unverändert, sie erscheinen scharf contourirt. In einem Falle, wo die Beimischung von Blut eine viel bedeutendere war, konnte ich mich auch in der Defaecation von der bekannten Vermehrung der farblosen Blutkörperchen bei Cholera überzeugen. Ich erwähne hier einer von mir auch sonst bei Untersuchung des Blutes von Cholera-Kranken beobachteten Thatsache, dass nämlich die in vergrösserter Anzahl vorhandenen farblosen Blutkörperchen immer stärker körnig erschienen als sonst, und dass ich auffallend häufig solche Elemente mit zwei, ja auch mit drei Kernen fand. Ferner fand ich oft, wenn im Sehfelde mehrere farblose Blutelemente in einem Häufchen beisammen lagen, was bekanntlich bei leucocythämischen Zuständen beinahe immer beobachtet wird, dass sich namentlich in der Nähe dieser Häufchen mehrere kreisrunde äusserst zart contourirte bläschenförmige Elemente, etwas grösser als die rothen Blutkugeln fanden, neben ihnen auch wohl kleinere solche Gebilde, und dass es den Anschein hatte, als wären dies aus den farblosen Blutkörperchen herausgetretene kugelige Massen einer äusserst schwach lichtbrechenden Substanz, deren Brechungscoëfficient von jenem des Mediums in welchem sie schwammen, nur wenig verschieden ist. Demungeachtet wäre ich der Meinung, dass ich in diesen Gebilden rothe Blutkörperchen vor mir hatte, welche ihren Farbstoff verloren hatten und nun als durchsichtige Kugeln nach Aufquellung ihres Körpers vor mir lagen, nur gestehe ich, dass mit dieser Auffassung die geringe Grösse einzelner dieser Elemente, dann ihr meist haufenweises Beisammenliegen nicht recht übereinstimmt.

Mehr als einmal geschah es mir übrigens, dass die rothen Blutkörperchen auch bei Zusatz von destillirtem Wasser die bekannte Maulbeerform annahmen und lange Zeit behielten, eine Beobachtung, welche so ganz entgegensteht den Begriffen von Endosmose, dass ich die Erscheinung gar nicht zu deuten weiss.

3. Schleim.

Wenn Schleim und schleimige Massen im Allgemeinen im Cholera-Typhoide die Hauptmasse des Darminhalts ausmachen, und dann immer gallig gefärbt sind, so findet sich doch auch keine reiswasserähnliche Dejection und kein frischer Darminhalt, welchem nicht Schleim beigemischt wäre. Man sieht in letzterem Falle in der trüben flockigen Flüssigkeit die durchscheinenden Schleimflocken an der Oberfläche meist in die Länge gezogen, und fährt man mit der Nadel durch die Massen, so hängen sich die Schleimflocken an dieselbe an. Der Schleim selbst zeigt sich unter dem Microscope als eine homogene gallertartige Masse, in welche gleich näher zu beschreibende Bildungen eingelagert sind, welche vielleicht nicht zu diesem Schleime gehören, vielleicht aber, wie später hervorgehoben werden soll, doch in einer sehr wichtigen Beziehung zu demselben stehen.

Zunächst sieht man sehr häufig, dass die schleimige Masse wieder ausserordentlich fein bestaubt erscheint, mit feinsten dunklen Pünktchen besäet und hier, wie bei den geschilderten Vorgängen am Plattenepithel zeigt sich ein Heranwachsen dieser Pünktchen zu feinen Körnchen mit heller Mitte und scharfem Contour. Auch diese Körnchenaggregate zeichnen sich durch die Regelmässigkeit der Abstände der einzelnen Körnchen aus. Diese Regelmässigkeit, die stets vollkommen gleiche Grösse der einzelnen Körnchen und das viel geringere Lichtbrechungsvermögen lassen eine Verwechslung mit Fettkörnchen nicht zu. Die Anhäufung selbst ist völlig unregelmässig, und von keinem Contour begrenzt; von feineren streifigen solchen Aggregaten findet man bis zu weitläufigen Ausbreitungen, doch kann im Allgemeinen hervorgehoben werden, dass sie nie rund oder rundlich sind, dass immer ein Durchmesser beträchtlich den andern überragt.

Der Rand dieser Anhäufungen wird auch meistens nicht von einer Linie gebildet, sondern erscheint äusserst unregelmässig, namentlich bei den grösseren Anhäufungen oft wie angebrochen oder ausgenagt (Fig. III unten und Fig. V links).

Neben diesen diffusen Körnchenanhäufungen finden sich übrigens häufig und oft nichts anderes als runde und rundliche derlei Körnchenhaufen, wobei die Körnchen selbst meistens etwas dichter beisammenstehen als bei der diffusen Aggregation. Augenscheinlich werden in diesen die Körnchen von einer homogenen durchsichtigen Bindemasse zusammengehalten, welche verschieden ist von dem umgebenden Medium, und demnach auch nach aussen den ganzen Haufen durch einen einfachen Contour abgrenzt (Fig. II). Diese Körnchenhaufen zeigen sich von der verschiedensten Grösse, von dem kleinsten runden, aus 20—30 solchen Körnchen bestehenden Aggregate findet man dieselben häufig genug bis 0,0625 Mm. Länge und 0,0225 Mm. Breite, eines fand ich sogar 0,1376 Mm. lang.

Die kleineren sind beinahe immer kreisrund und nicht selten tritt ein eigentlicher Randcontour bei ihnen nicht hervor, indem die

Körnchen selbst dicht aggregirt sich nach aussen abgrenzen und ihre Bindemasse nicht über ihren Rand hervortritt. Von diesen und den grösseren in einer oder derselben Weise abgegrenzten Aggregaten lässt sich ferner im Allgemeinen sagen: je kleiner die Aggregate, desto dichter liegen die Körnchen beisammen, je grösser, desto deutlicher erscheint ihre helle Bindemasse. Die grösseren abgegrenzten Aggregate sind immer oval und zeigen nur häufig an einer oder an beiden Seiten Einbuchtungen, welche entschieden auf eine beginnende Sonderung des ganzen Aggregates schliessen lassen (Fig. II. b.).

In einer derartigen Sonderung dieser Massen liegt nun unzweifelhaft die Vorstufe zur Bildung zusammengesetzter knolliger Aggregate, wie sie sich nicht häufig zwar, aber denn doch auch finden. Globulöse Massen sind da zu einem unregelmässig, wie lappig aussehenden Ballen vereinigt, und jeder einzelne Antheil dieser Conglomerate erscheint als ein derlei Körnchenaggregat, wie ich dieselben als abgegrenzte beschrieben habe (Fig. XII.), nur muss ich erwähnen, dass dort, wo diese abgegrenzten Aggregate isolirt sind, wahrscheinlich schon der Druck des Deckgläschens genügt, dieselben flach zu drücken, oder aber dass sie wirklich mehr in die Fläche als in die Dicke entwickelt sind; denn in ihrem späteren Entwicklungsstadium, als welches ich diese knolligen lappigen Agglomerate anzusehen vollends berechtigt bin, scheinen die einzelnen Lappen mehr Körper und mehr Resistenz zu haben.

Im Darmschleime einer Frau, welche im Cholera-Typhoid starb, und dann einen Tag später im grünlich zähen Darmschleime eines jungen gleichfalls im Cholera-Typhoid verstorbenen Mannes, und seitdem schon öfters, fanden sich in den rein schleimig aussehenden Parthien neben andern später zu schildernden Bildungen spindelförmige solche Körnchenaggregate, viel kleiner als Pflasterepithelialzellen, welche häufig in Längsreihen hintereinander standen, ja in einer gewissen Regelmässigkeit gelagert waren, und von diesen spindelförmigen Aggregaten zeichneten sich einzelne durch einen ganz besonders deutlichen Randcontour aus. Es scheint somit aus diesen Beobachtungen mit grosser Sicherheit hervorzugehen, dass die Aggregate wachsen und durch Theilung sich vermehren, dass diese Theilung durch verschiedene, wahrscheinlich äussere zufällige Bedingungen in verschiedenen Modificationen der äusseren Form zu Stande kommt. Wenn ich nun diesen Satz als feststehend betrachte, so bin ich so ziemlich gezwungen, anzunehmen, dass die Körnchen selbst nicht etwa in etwas ihnen Fremdes, sondern in eine Masse eingelagert sind, welche zu ihnen gehört, etwa wie das Protoplasma zum Kern. Denken wir, dass die kleinen Körnchenaggregate sich durch das dichte Beisammenstehen der einzelnen Elemente auszeichnen, dass fernerhin, je grösser die Aggregate, desto grösser die Abstände der Körnchen sind, so liegt nichts näher, als anzunehmen, dass die Körnchen selbst, durch eigene organische Thätigkeit sich jene gallertige oder schleimige Intergranular-Substanz bilden, und endlich durch Theilung der Masse solche knollige Klumpen formiren. Es wäre also nach dieser Auffassung nicht Darmschleim, in welchem sich diese Elemente befinden, sondern eine ihnen zugehörige und mit ihrer Entwicklung in innigsten Zusammenhang zu bringende Art von Gallerte.

Wenn aus der bisherigen Schilderung nicht hervorgehen sollte dass ich jene Stäubchen und Körnchen, wie ich dieselben an den Pflasterepithelien geschildert habe, für identisch halte mit den Körnchenaggregaten im Schleime, so muss ich dies jetzt betonen.

Ob und wie die also bestaubten und körnchenbesetzten Pflasterepithelien mit den begrenzten Aggregaten in genetischen Zusammenhang zu bringen sind, kann ich mit Bestimmtheit nicht angeben. Unzweifelhaft scheint mir, dass, wenn die Epithelzelle voll besäet ist mit diesen Körnchen, so dass der Kern derselben nicht mehr sichtbar ist, auch die Epithelzelle als solche kaum mehr erkannt werden kann, so dass man dann immer von abgegrenzten Körnchenaggregaten sprechen wird; denn die Form der Zelle geht gewiss auch durch Abrundung ihrer Ecken u. s. f. verloren. Ich zweifle also nicht, dass man einzelne der runden Körnchenaggregate als hervorgegangen aus solchen Körnchen-besäeten Pflasterepithelialzellen betrachten kann; ob aber Alle, das möchte ich um so mehr in Frage stellen, als die kleinsten begrenzten Aggregate viel kleiner sind, als Pflasterepithelzellen, man müsste denn schon bei ersteren an eine stattgehabte Theilung denken, und dafür kann ich noch keinen bestimmten Anhaltspunkt gewinnen, denn es schien mir die Theilung immer erst dann vor sich zu gehen, wenn die Körnchen grösser waren und eine deutliche Intergranular-Substanz sich vorfand, und ich habe kleinste Häufchen auch von staubförmigen dicht aggregirten Körnchen gesehen.

Ehe ich nun zur Schilderung anderer Vorkommnisse übergehe, will ich die Deutung dieser eben beschriebenen Bildungen begründen, wenn ich auch die weitere Entwicklung der letzteren unmittelbar anknüpfen sollte; es erleichtert aber wesentlich die richtige Auffassung der nächst zu schildernden Formen.

In den bestaubten Pflasterepithelien hat unstreitig jeder Fachmann die Elemente wiedererkannt, welche in den verschiedenen Schriften über pflanzliche Parasiten unter der Bezeichnung Lepthotrix buccalis auf Pflasterepithel des Mundes beschrieben und abgebildet sind. Und in der That, es ist gewiss nichts Anderes als eine Bestaubung mit Pilzsporen, welche diesen Epithelzellen das eigenthümliche Aussehen verleiht.

Nachdem ich nun aber die verschiedenen Körnchenaggregate, welche ich als begrenzte und diffuse geschildert habe, als identisch mit jenen auf den Pflasterepithelialzellen aufgefasst wissen will, so müsste ich annehmen, dass die Thätigkeit der Pilzsporen es ist, welche sich eine solche gallertige Intergranular-Substanz heranbildet.

Die botanische Literatur liess mich in derartiger Auffassung lange im Stiche, bis mir Cohn's Untersuchungen über die Entwicklungsgeschichte der microscopischen Algen und Pilze [1]) an die Hand gingen. Cohn schreibt: „Untersucht man eine Infusion, in welcher sich Bacterium Termo bewegt, genauer, so findet man an allen darin befindlichen fremden Körpern — farblose gallertartige Massen von sehr verschiedener Grösse und Gestaltung. In ihrem jüngsten Zustande gleichen sie kleinen Kugeln von $1/100'''$ und weniger im Durchmesser, sie vergrössern sich aber beständig wobei sie ein traubiges Ansehen bekommen und stellen endlich

---

[1]) Verhandl. der kaiserl. Leop. Carol. Acad. d. Naturf. Bd. XVI. 1. Breslau u. Bonn 1853.

grosse farblose Klumpen und Häute dar, oft von sehr bedeutender Oberfläche und Dicke, die ihrer Consistenz nach einer weichen Palmella gleichen. Wie diese bestehen sie aus einer wasserhellen Gallerte, in der zahllose punct- oder strichförmige Körperchen ohne alle Bewegung eingelagert sind. Diese Körperchen sind dieselben, welche man neben und zwischen der Gallerte als Bacterium Termo Dujardin (Vibrio lineola Ehrenberg) hin und her schiessen sieht. Dass diese Körperchen durch eine gemeinschaftliche Gallerte verbunden sind, davon überzeugt man sich durch den unmittelbaren Augenschein; auch die grössten Häute bestehen noch aus kugligen Trauben, deren Begrenzung nur in einander verfliesst, und man sieht deutlich den scharfen Rand der Bacteriengallert gegen das Wasser begrenzt. — Oft unmittelbar unter der Beobachtung lösen sich einzelne der Stäbchen aus der Gallerte und bewegen sich dann zitternd und schnellend in bekannter Weise durch das Wasser. Die bestimmt begrenzte Gestalt der Gallertkugeln und Gallerttrauben widerlegt zugleich die Ansicht, als seien dieselben blosse Anhäufungen abgestorbener Bacterium-Körperchen. Es zeigt sich vielmehr, dass umgekehrt die Palmella artigen Massen ein Jugendzustand von Bacterium seien, und zwar lässt sich hier ganz derselbe Entwicklungsgang verfolgen, wie bei Palmella, Tetraspora und verwandten Formen: dass nämlich zuerst kleine kuglige Häufchen frei und vereinzelt im Wasser herumschwimmen oder an fremde Körper sich ansetzen, in denen wenig Zellen nur durch schwache Intercellularsubstanz getrennt, dicht bei einander liegen, dass dann aus diesen durch ununterbrochene Quertheilung und Entwicklung der trennenden Substanz grössere Gallertkugeln und Gallerttrauben hervorgehen, die endlich zu ungestalteten Schleimhäuten und Klumpen sich ausdehnen, in welchen die einzelnen Zellen weiter auseinandergerückt sind, und die kuglig traubige Entstehung nur noch an der äussersten Begrenzung erkennbar bleibt."

Cohn spricht sich weiter dahin aus, dass die Bacterienkörperchen anfangs sehr klein sind, dass in der Farblosigkeit der Pilzcharacter der Bacteriumgallerte ausgesprochen ist, und dass die bis dahin als selbstständige Infusorien erklärten Körperchen des Bacterium Termo Duj. (Vibrio lineola Ehrenberg) nur ein Entwicklungszustand einer Pflanze, namentlich die freigewordenen selbstbeweglichen Zellen (Schwärmzellen) einer durch Vorkommen und Mangel an Färbung in das Gebiet der Wasserpilze sich stellenden Form sind. Cohn stellt daher eine eigene Gattung auf und bezeichnet sie mit folgender Diagnose:

Zoogloea. *Cellulae minimae, bacilliformes, hyalinae, gelatina hyalina in massas mucosas globosas, uvae-formes, mox membranaceas consociatae, dein singulae elapsae, per aquam vacillantes.* — Zoogloea Termo *cellulis liberis mobilibus*, rectis $\frac{1}{2000}$ — $\frac{1}{700}$ ''' *aequantibus* — Palmella infusionum Ehr. Inf. p. 526, Micraloa teres (Flotow), Cryptococci spec.? — Bacterium Termo Duj., Vibrio lineola Ehrenb.

Bei der Unzulänglichkeit der uns zugänglichen Beschreibungen dieser niederen Organismen glaube ich zur Ausführlichkeit dieser Darstellungen um so mehr berechtigt zu sein, als das Vorkommen von derlei Gebilden im menschlichen Verdauungscanal meines Wissens noch nirgends hervorgehoben und richtig gedeutet wurde; auch kann ich die Ueberzeugung äussern, dass diesen Vorkommnissen eine grosse Wichtigkeit zuzuschreiben ist, und dass somit auch dadurch eine genaue Durchführung, soweit der jetzige Stand der Erkenntniss reicht, geboten erscheint.

Ich fasse also einiges aus dem bisher beschriebenen zusammen, wenn ich hervorhebe, dass bei Cholera asiatica Sporen von Pilzen in ungeheurer Menge im Darmcanal sich finden, dass diese Sporen durch eigene Thätigkeit eine Gallertmasse bilden, welche mit dem Darmschleim nicht verwechselt werden darf, und welche in manchen Fällen wenigstens die Hauptmasse jener schleimigen Materien bildet, die man im Darme findet. In mehreren Fällen von Choleratyphoid war die schleimige Masse, welche in zusammenhängenden klumpigen Streifen die Schleimhaut des contrahirten Darmes bedeckte, so voll von diesen Sporen und von einer weiteren, gleich näher zu schildernden Entwicklungsstufe derselben, dass ich, wenn ich annehmen will, die Gallerte gehört zu den Sporen und bildet mit ihnen die Zoogloea Termo Cohn's, erklären muss, die ganze Masse des scheinbaren Darmschleimes war die Bacterium-Gallerte: Zoogloea Termo. (Fig. XII.)

Im Darmcanale einer im asphyctischen Stadium der Cholera verstorbenen alten Frau fand ich eine dem äusseren Ansehen nach reiswasserähnliche, doch auffallend viel Schleim haltende Flüssigkeit, in welcher desquammirtes Epithel in zusammenhängenden grossen Fetzen schwamm, wie ich sie so gross noch niemals gesehen hatte. Ich fischte nun solche Epithelfetzen aus der Masse heraus, und breitete sie auf dem Objectträger sorgfältig aus. Da zeigte sich nun das ganze Epithelialmosaik überzogen mit einer Schleimschichte, welche ich unter allen Umständen für zähen Darmschleim gehalten hätte, wenn ich jetzt nicht überzeugt wäre, dass es Zoogloea Termo war; zuerst sah ich die Sporen in der Gallerte, und senkte ich den Focus, so erschien erst die mosaikartige Zeichnung der Epithelial-Zellen. Es war also in diesem Falle gewiss die Darmwand, an welcher die Gallerte haftete, welche nun sammt dem Epithelial-Ueberzuge abgestossen worden war. Ich komme später auf diese Thatsache wieder zurück und muss nur noch bemerken, dass ich stundenlang über diesem Darminhalte sass, und immer dasselbe Untersuchungsresultat erhielt.

Als geformte Bestandtheile, welche ich in den Cholera-Dejectionen, sowie im Darminhalte der Leiche fand, habe ich bis jetzt nur die kleinen Körnchen erwähnt, welche wir von nun an der genaueren Bezeichnung wegen kurzweg Pilzsporen und Pilzsporenhaufen nennen wollen.

In denselben Schleimmassen, in welchen man diese Pilzsporen findet, sieht man auch Haufen von kurzen stäbchenartigen Körperchen, welche Haufen alle jene Formen wiederholen, die wir bei den Sporen-Aggregaten geschildert haben. Die Stäbchen selbst findet man bis zu 0,003 Mm. lang, und in der Anordnung derselben lässt sich eine gewisse Regelmässigkeit nicht verkennen (Fig. IV. b). Die Abstände der einzelnen Stäbchen sind im Allgemeinen grösser als die Abstände der Sporen waren, so dass also angenommen werden muss, dass das Heranwachsen dieser Bildungen auch noch immer mit einem Vermehren der Gallertsubstanz verbunden sei. Die Stäbchenaggregate finden sich demnach auch entweder als abgegrenzte rundliche oder oblonge, oder aber, sie sind mehr diffus in grosser Ausdehnung vorhanden.

Die einzelnen Stäbchen erscheinen einfach mit stumpfen Enden abgesetzt und in ihrer Mitte nicht verbreitert.

Es schien mir gleich beim Anfang meiner Untersuchungen nicht zweifelhaft zu sein, dass diese Stäbchen aus den Sporen hervorgehen, und ich konnte eigentlich sagen, ich habe die Sporen zu Stäbchen heranwachsen gesehen, und doch standen einer derlei Auffassung allerhand botanische Bedenken entgegen. Wohin ich die Stäbchen rangiren sollte, wusste ich ziemlich bald, namentlich nachdem ich die aus der Bindemasse durch Verflüssigung der letzteren frei gewordenen Stäbchen beobachten konnte. Die frei gewordenen Stäbchen lagen nämlich theils ruhig, theils aber waren dieselben in Bewegung. Nun war die Frage nach der Art dieser Bewegung zu lösen, und wer einmal unter dem Microscop bei 800—1200facher Vergrösserung in einer und derselben Flüssigkeit Schwärmsporen herumschiessen und andere kleine Bildungen enthalten sah, der wird die Schwierigkeit einsehen, welche der Beantwortung der Frage entgegensteht, ob die Bewegung, welche man an den nicht schwärmenden Körperchen bemerkt, eine selbstständige oder aber eine mitgetheilte sei. Die Stäbchen selbst musste ich als Bacterien erkennen, welche Dujardin folgendermassen beschreibt: *Bacterium, Corps filiforme, roide, devenant plus ou moins distinctement articulé par suite d'une division spontanée imparfaite. Mouvement vacillant, non ondulatoire.*

Ich kann mir eine selbstständige Bewegung der Bacterien nicht denken, ohne an denselben entweder eine Cilie anzunehmen, oder aber zu supponiren, dass die Bacterien selbst contractil sind. Ehrenberg und Dujardin scheinen zu ersterer Annahme geneigt gewesen zu sein, doch konnten die neueren Forscher sich niemals von der Existenz eines solchen Fadens überzeugen, und auch ich habe niemals auch nur die Spur einer Cilie gesehen. Es bliebe somit nur die Annahme einer Bewegung durch Contractilität der Substanz selbst. Ich habe niemals eine wellenförmige Bewegung über das Körperchen laufen sehen, niemals auch nur die geringste Krümmung an dem Körper selbst beobachtet, und Dujardin muss dies auch schon aufgefallen sein, da er in seiner Beschreibung das fadenförmige Körperchen als steif bezeichnet. Somit möchte ich mich mehr zu der Auffassung hinneigen, dass diese Bacterien keine selbstständige Bewegung haben, sondern von den immer gleichzeitig vorhandenen Schwärmsporen hin und her gestossen werden. Ich verkenne aber umsoweniger die geringe Präcision meiner Angabe in dieser Beziehung, als trotz aller erwähnten Bedenken mir doch öfters entschieden an Bacterien der Character der Bewegung in einer Weise auffiel, welche nicht leicht eine andere Auffassung zulässt als jene einer selbstständigen. Denkt man sich das Stäbchen senkrecht stehend, so bewegte sich sein oberes Ende nach lnks in einer bestimmten Excursion und das untere Ende nach rechts, so dass sich das Körperchen um einen etwa seiner Mitte entsprechenden Punct drehte; darauf kehrte das Körperchen relativ in seine frühere Lage zurück, um alsogleich eine Bewegung von ganz derselben Ausdehnung nach der andern Seite zu machen, und so ging das fort in bestimmten gleichbleibenden räumlichen und zeitlichen Verhältnissen, nur dass dabei das Körperchen sich zugleich nach vorwärts bewegte. Es mag diese Bewegungsart auch Dujardin aufgefallen sein, da er von Hin- und Herschwanken der steifen Stäbchen spricht. Uebrigens wäre auch denkbar, dass endosmotische Strömungen diese Bewegung veranlassen. Jedenfalls ist dieselbe völlig verschieden von jener der eigentlichen Vibrionen (Vibrio lineola, rugula und serpens Duj.), bei welchen eine wellenförmige, schlängelnde Bewegung beobachtet wird.

Dujardin unterscheidet Bacterien von Vibrionen eigentlich nur durch die Art der Bewegung, welche bei den ersteren schwankend, bei den letzteren wellenförmig sein soll. Die Unterscheidung scheint wohl sehr subtil, und doch ist nicht zu läugnen, dass wirklich in dieser Art der Bewegung Verschiedenheiten dieser kleinsten Organismen begründet sind, ja es ist sogar möglich, dass die steiferen Stäbchen mit schwankender Bewegung einer besonderen Species des Pflanzenreichs, die biegsamen sich schlängelnden aber einer andern oder gar dem Thierreiche angehören. Die drei Species von Bacterium Duj. nämlich: B. Termo, B. chaînette und B. point gehören meiner Meinung nach sämmtlich in die Familie der Pilze. Das Bact. point dürfte aber eben nichts anderes als das jüngste Stadium der Pflanze, die Sporenbestaubung darstellen, während Bact. chaînette ebenfalls keine Species stricte bezeichnet; denn jedes Bacterium kann zur Bacterienkette heranwachsen, wie wir später auch von der uns zunächst interessirenden Form erkennen werden. Die Species der Vibrionen, welche Dujardin als Vibrion linéole, rugule, serpent und baguette unterscheidet, berühren bis jetzt unser Thema nicht, obwohl von Vielen Vibrio lineola und Bacterium Termo zusammengeworfen werden, und obwohl gerade Vibrio rugula zuerst von Leuwenhoek in seinen eigenen Excrementen durant une légère indisposition nachgewiesen wurde. Ich kann vor der Hand nicht genug empfehlen, Bacterium Termo mit seinen steifen Stäbchen von Vibrio lineola mit seiner schlängelnden Bewegung zu trennen. Cohn zählt die Vibrionen mit Wahrscheinlichkeit alle in's Pflanzenreich und zwar in die Gruppe der Wasserpilze (Mycophyceae); die Deutung des Bacterium Termo haben wir bereits erwähnt, die langen, sich nicht schlängelnden Vibrionen (Vibrio bacillus) sollen sich zarteren Formen von Oscillarieen anreihen, über die kürzeren kann Cohn eine bestimmte Ansicht noch nicht aussprechen.

Perty[1]) rechnet die Vibrionen zu den Pflanzenthierchen (Phytozoidia) und theilt die Familie in Spirillina, Ketten oder Fäden spiral-gewunden, Bacterina, Fäden geschlängelt oder gerade und deren Unterarten: Vibrio rugula seu prolifer und lineola, Bacterium Termo, dann Metallacter (Bacterien-ähnliche Einzelwesen, welche durch fortgesetzte Theilung zu steifen oder wenig biegsamen, endlich Hygrocrocis-ähnlichen Fäden heranwachsen, hierzu gehört Vibrio bacillus; und endlich Sporonema, ein kleiner cylindrischer hohler Faden häufig mit zwei elliptischen Körperchen an seinen Enden.

Hallier[2]) erwähnt, dass die Bestimmung und Begrenzung der Vibrionen noch ganz im Dunklen tappe, und streicht die Vibrionen — auch Bacterium Termo aus der Pflanzenreihe. Im Mageninhalte einer an Uterinkrebs gestorbenen Frau zog Hallier Bacterium und schreibt, dass in eine Haut, welche aus Milliarden punctförmiger Körperchen bestand, kurze Stäbchen in grosser Zahl eingebettet waren, an denen deutliche Gliederung nicht wahrzunehmen ist.

---

[1]) Zur Kenntniss kleinster Lebensformen etc. Bern 1852. pag. 149.
[2]) Die pflanzlichen Parasiten des menschl. Körpers. Leipzig 1866. pag. 66. 69.

Diese Stäbchen hält Hallier für ausgewachsene Individuen; sie haben an jedem Ende eine kleine dunkle Anschwellung und ihre Bewegung ist sehr rasch, schlangenartig.

Dieser Beobachtung gegenüber muss ich nun erwähnen, dass nach dieser Beschreibung wahrscheinlich Perty's Sporonema gracile vorlag, und ich kann mit Bestimmtheit behaupten, dass ich derartige Bildungen wiederholt in Faecalstoffen gefunden habe, dass sich dieselben immer durch rasche Bewegung auszeichneten, dass ich sie aber schon Anfangs als von Bacterium Termo verschiedene Individuen aufgefasst habe. Bei jenen nämlich fand ich gar niemals Endanschwellungen, wie Hallier sie angibt, und die Bewegung ist entschieden eine ganz andere. Wenn nun auch aus Hallier's Beschreibung klar hervorgeht, dass man die Schwärmsporen mit diesen „Thierchen" nicht verwechseln darf, so ist doch nichts weniger als klar, was sich Hallier unter den Stäbchen denkt, die man neben Bruchstücken der Leptothrix-Fäden findet, und welche er auch ohne nähere Erklärung auf Taf. I. Fig. 29 und 31, Taf. II. Fig. 15, 16, 17, 20 u. s. w. ohne Endanschwellungen abbildet. Möglich dass Hallier sich darunter Bruchstücke sogenannter vegetabilischer Fäden denkt, doch ist diess nirgends für uns Nicht-Botaniker klar ausgesprochen, und ich gestehe, niemals längere vegetabilische Fäden im Darminhalte gefunden zu haben.

Ueber Bacterien wird man sonach durch Hallier's Schilderung nicht aufgeklärt. Selbst in Hallier's neuester Arbeit[1], welche geradezu das Verhältniss der Leptothrix-Schwärmer zu den Vibrionen zum Vorwurfe hat und die Entwicklungsgeschichte von Penicillium crustaceum Fr. und Mucor mucedo behandelt, wird erwähnt, dass Vibrionen oder Bacterien oft mit Pilzschwärmern verwechselt werden, und dass man Leptothrix-Schwärmer oft mit dem Namen Bacterien belegt; doch scheint es geradezu, als wären meistens jene Stäbchen als Bacterium Termo aufgefasst worden, welche Hallier am früher angeführten Orte abbildet.

Aus dem bisher Erwähnten mag also hervorgehen, dass eine genaue eingehende Untersuchung dieser niedersten Organismen

---

[1] Archiv für microscop. Anatomie von M. Schultze. Bd. II. 1. Heft. Bonn 1866.

dringend Noth thut, und von der freundlichen Zusage des Herrn Docenten Dr. Reichardt, mit mir derartige Studien anzustellen, verspreche ich mir lohnende Resultate. Im weiteren Verfolge meiner Schilderungen wird sich übrigens noch mancher Hinweis finden, dass, was wir Bacterien nennen, auch wohl von Hallier zu pflanzlichen Bildungen gerechnet werden dürfte, und falls der Name Verwirrung zu bringen geeignet ist, so vermeide man ihn. Vorläufig aber muss man uns der Kürze halber jenen Ausdruck gestatten, und ich wiederhole nochmals, dass was ich in folgenden Zeilen Bacterien nenne, ganz anders aussieht, als das von Hallier mit Endanschwellungen geschilderte Gebilde, welches ich gleichfalls kenne.

Es scheint nun, dass eine weitere Entwicklung der beschriebenen Körnchen oder Bacterienhaufen in verschiedener Weise stattfinden kann, und es ist ja bekannt, wie polymorph gerade die Pilzbildungen sich gestalten. Wesentlich scheint es der Einfluss des Mutterbodens, des Mediums zu sein, welcher derlei Entwicklungsverschiedenheiten bedingt.

So geschieht es, dass die Bindesubstanz der Körnchenhaufen von einer oder mehreren Stellen her verflüssigt, ehe die Sporen es zu einem Heranwachsen zu Stäbchen gebracht haben. Man sieht in solchen Fällen ein derlei Aggregat an einer oder mehreren Stellen wie ausgebrochen, und in dieser Bucht schwimmen nun die freigewordenen Elemente sich sofort weiter entwickelnd herum. Neben einfach frei gewordenen Sporen, welche in lebhaftester Bewegung sich befinden, sieht man wohl ab und zu ein stäbchenartiges Körperchen, doch ist dies nicht häufig der Fall. Man findet dafür bisquitförmige Körperchen, endlich achterförmige Gebilde, welche nun unstreitig durch abermalige Theilung zu kurzen und endlich zu längeren Kugelketten heranwachsen. Bei Betrachtung des Präparates, welches in Fig. V. abgebildet ist, bemerkte ich anfangs nicht mehr als zwei Kügelchen nebeneinander; ich liess nun das Präparat längere Zeit unter dem Microscope stehen und konnte bald acht und mehr Kügelchen in eine Reihe vereinigt zählen.

Es unterliegt also keinem Zweifel, dass die frei werdenden Schwärmsporen durch Theilung zu Gliederketten heranwachsen können. Doch scheint damit so ziemlich die Entwicklung dieser Bildungen im menschlichen Darmcanal geschlossen zu sein, niemals konnte ich eine vollkommenere Organisation der Pilze nachweisen. Doch ist der genannte Weg zur Bildung von Gliederketten nicht der einzige, und es sind auch nicht immer Gliederketten, welche aus der Weiterentwicklung der Sporen und Bacterien entstehen. In ersterer Beziehung kann man häufig genug beobachten, dass in einem Schleimstreifen (Zoogloea Termo) an der einen Seite eine feine Bestaubung zu bemerken ist, an welche sich ein Körnchenaggregat anschliesst. Unmittelbar neben diesem sieht man die Körnchen zu kurzen eigenthümlich regelmässig angeordneten Stäbchen herangewachsen, an welchen eine Quertheilung selbst bei günstigster Beleuchtung auch mit den besten optischen Hilfsmitteln nicht zu erkennen ist. Es sind eben einfache kurze ungegliederte Stäbchen, welche ich ohne weiters als Bacterien, und zwar als Bacterium Termo bezeichne. Eine Strecke weiter aber sieht man an diesen Stäbchen eine Gliederung, sie bekommen Anschwellungen, d. h. nicht etwa Endanschwellungen, sondern sie schwellen in ihrer ganzen Länge an einzelnen Stellen in kürzesten Abständen an, und erscheinen endlich als kurze Kugelreihen, welche anfangs noch die eigenthümliche Anordnung deutlich erkennen lassen. Wenn nun aber durch fortgesetzte Theilung diese Kugelreihen zu längeren Gliederfäden heranwachsen, so entwickelt sich ein verfilztes Netzwerk solcher Bildungen, welches nun in Bezug auf Dichtigkeit des Filzes natürlicherweise sehr verschieden sein kann. Die Fig. XIII. ist keine schematische Zeichnung, und wenn man sich die Mühe nimmt, die Schleimflocken einzeln zu untersuchen, welche z. B. den reiswasserähnlichen Flüssigkeiten beigemischt sind, so wird man zwar nicht immer wie im vorliegenden Falle sämmtliche Entwicklungsstufen nebeneinander, aber sehr häufig eine und die andere derselben so vereinigt sehen, dass ein Zweifel an der Richtigkeit der Auffassung dieses Entwicklungsganges gar nicht aufkommen kann; die Bilder sprechen deutlich genug.

Nun wäre aber noch ein Bildungsgang zu erwähnen, welchen ich oft genug beobachtet habe, und welchen ich nicht so ohne weiters in die früher geschilderten Entwicklungsphasen einschalten möchte. Es geschieht nämlich unzweifelhaft hie und da, dass die Bacterien nicht zu solchen Kugelketten heranwachsen, sondern dass dieselben ihre Bacterien-Gestalt noch eine Zeitlang behalten und Theilungen eingehen, als deren Resultat aber nicht kuglige sondern stäbchenförmige Glieder erscheinen. Man sieht nämlich zunächst in einem Bacterienhaufen die Stäbchen länger werden, zugleich scheinen dieselben etwas an Körper zu gewinnen. Damit schon greifen die einzelnen Elemente des Haufens mehr ineinander, verschieben sich und decken sich theilweise. Nun bemerkt man erst an einigen, später an allen diesen Stäbchen genau in ihrer Mitte eine kreisförmige Zeichnung, als wenn sich hier ein kleines kugliges Element entwickeln würde. An dieser Stelle knickt nun die Bacterie ein, etwa in einem Winkel von 25 bis 30 Graden und die beiden Schenkel derselben wachsen weiter heran. Haben sie nun in dieser winkeligen Vereinigung jeder einzeln etwa die Grösse des früheren Bacterienkörperchens erreicht, so bemerkt man wieder in der Mitte der Schenkel jene kleine kreisförmige Zeichnung, worauf wieder eine Einknickung winkelig in demselben Sinne wie die frühere erfolgt, so dass nun das Bacterium in vier winkelig zusammenhängende Stäbchen eingebrochen erscheint und etwa die Hälfte der Zeichnung eines völlig regulären Achteckes darbietet. (Fig. XI. c.) Nun scheint aber immer die Knickung zur völligen Trennung zu werden; denn ich habe niemals mehr als vier abgeknickte Stäbchen in einer Reihe gesehen. An diesen Stäbchen ist auch niemals eine selbstständige Bewegung zu erkennen, ja so lange dieselben im Haufen vereinigt liegen, sind sie völlig unbeweglich. Wenn nun aber ihre Bindemasse ebenfalls verflüssigt und diese geknickten Stäbchen frei werden, dann bemerkt man allerdings, dass sie an den Knickungsstellen beweglich sind. Hier möchte ich aber schon ganz entschieden behaupten, dass diese Bewegungen mitgetheilte und keine selbstständigen sind, wenigstens haben sie mir niemals diesen Eindruck gemacht. Jene kreisförmige Zeichnung, welche sich genau an jener Stelle findet, wo das Bacterium einknickt, lässt verschiedene Deutungen zu. Entweder bereitet sich durch eine Art von Gelenk die spätere Trennung vor, oder aber es ist der ganze Bacterienfaden als Pilzfaden anzusehen, in welchem sich an bestimmten Stellen Sporen bilden, welche durch Dehiscenz des Fadens frei werden. An den abgetrennten Bacterien lässt sich nie mehr etwas finden, was an diese kreisförmige Zeichnung an der Einknickungsstelle erinnern würde, auch kommen Bacterienketten vor (Bact. chaînette), wo sich zwischen den einzelnen Stäbchen einfach eine Art Einschnürung, niemals aber eine solche Zeichnung findet.

Während ich nun, so lange die Stäbchen in Haufen beisammen liegen, niemals mehr als vier in einer Reihe beisammen gesehen habe, fand ich dort, wo dieselben freier lagen oder herumschwammen, ganze Ketten von 8, 12 und mehr Bacterien (Bacterium chaînette Dujardin). Dann muss ich aber auch hervorheben, dass diese Bacterienketten auch in Bezug auf die Grösse der einzelnen Glieder nicht gleich zu sein scheinen, man findet längere und kürzere Glieder, dicker und dünner in ihrem Körper, und doch halte ich diese Gebilde alle für einer und derselben Art angehörig, und es mag theils die Entwicklungsstufe derselben, theils aber der Einfluss des Mutterbodens, des Mediums es sein, welcher ihre Grösse und Dicke bestimmt.

Ein Experiment, und zwar ein Culturversuch, welchen ich anstellte, ergab mir ein eigenthümliches Resultat. Im Darmschleime einer an Cholera verstorbenen jungen Taglöhnerin fanden sich massenhaft Zoogloea-Klumpen und Trauben. Ich setzte nun in ein Schälchen ausgekochten Syrup an und legte zwei erbsengrosse Schleimklümpchen in die Flüssigkeit. Das Schälchen wurde augenblicklich mittelst einer aufgekitteten Glasplatte verschlossen. Einige Tage darauf fand ich, dass die Oberfläche des Syrupes mit einem feinen weisslichen Häutchen bedeckt war, welches nur über den zwei Schleimklümpchen kleine Inseln ausgelassen hatte. Die blass-gallig gefärbten Schleimklümpchen, welche oben mit dem vierten Theile ihres Volumens die Flüssigkeitsoberfläche überragten, schienen mir etwas trüber zu sein.

Ich untersuchte nun zunächst das Häutchen und fand dasselbe aus den schönsten Mycelien und Hefezellen zusammengesetzt, zwischen welchen Tausende von Schwärmsporen sich bewegten. Anders aber sah es im Schleimklümpchen aus. Die Peripherie desselben nämlich erschien wie aufgefasert und gequollen und war ebenfalls von Mycelienfäden durchsetzt, im Innern der Klümpchen aber fand sich der schönste Bacterienfilz, den ich je gesehen habe, die einzelnen Bacterien alle einfach oder auch dreifach eingeknickt. Die früheren Sporenhaufen aber waren grösstentheils verschwunden.

Wenn das Experiment gedeutet werden darf, so müssen wir glauben, dass, wo die Sporen in die gährungsfähige Flüssigkeit gelangen konnten, eine Entwicklung derselben zu Pilzen und zu Hefezellen alsbald eintrat, dass aber im Centrum des Schleimklumpens die Sporen zu Bacterien heranwucherten, weil ihnen eben der für die Pilzentwicklung günstige Boden fehlte. (Fig. XI. a. b.)

Ich halte aber selbst mein Experiment noch nicht beweiskräftig; denn die Art und Weise, wie ich dasselbe anstellte, sicherte mich nicht vollkommen vor dem Hineingelangen von Pilzsporen aus der Luft in den Syrup, und ich werde um dieser Gefahr zu entgehen mit einem später zu schildernden Schutzapparate derartige Culturversuche nochmals unternehmen. Es ist für die Pathologie unerlässlich, gerade durch Culturversuche über diese niedersten Organismen in's Klare zu kommen, und ich muss gestehen, dass, wenn Hallier wie er — vielleicht nur der Kürze halber — angibt, die Substanzen, auf welche er die Aussaat vornahm, früher kochte und nach der Abkühlung und Aussaat mit einer Glasglocke zudeckte, die ganzen derart vorgenommenen Experimente an Beweiskraft ausserordentlich — und Skeptikern gegenüber vielleicht Alles einbüssen.

Ich habe früher die **Gliederketten** geschildert, welche aus dem kugligen Zerfall der Bacterien-Stäbchen oder **direct** aus der Theilung der runden Sporen hervorgehen. Diese Gliederketten finden sich in jeder Defaecation, in jedem Erbrochenen **Cholera-Kranker** und im Darminhalt jeder Cholera-Leiche. Doch ist die Quantität des Vorkommens wenn auch immer bedeutend so doch sehr verschieden. In dem dunkelgrün gefärbten schleimigen Darminhalte einer im Cholera-Typhoid verstorbenen Frau waren nahezu die ganzen **gallig gefärbten** Massen von im Ganzen nicht sehr langen, doch aber sehr innig verfilzten Gliederketten so reich durchsetzt, dass jedes microscopische Präparat von der Mitte des Jejunums angefangen bis zur Coecalklappe hinab Bilder solcher verfilzten Ketten in Menge darbot. (Fig. VI.)

Häufiger aber als so verfilzte Massen finden sich Bruchstücke dieser Gliederketten in einer Anzahl von 4—6 aneinandergereihten Gliedern im flüssigen oder schleimigen Inhalte. Geradezu selten begegnet man lang gewordenen Fäden (Fig. VII.), wie ich dieselben besonders einmal im Erbrochenen eines cholerakranken Knaben gefunden habe.

Da ich nun mit vorliegender Arbeit überhaupt beabsichtige, Fachgenossen auf die erwähnten niedersten Organismen aufmerksam zu machen und einen Hinweis auf ihre Deutung zu geben, so bleibt mir nichts übrig, als die neueren Angaben, welche Botaniker von Fach über diese Bildungen gemacht haben, in Kürze zu erwähnen.

Es ist nicht fraglich, dass die beschriebenen Gliederketten sogenannte **Leptothrix-Fäden** sind, und die neueste Mycologie hat gerade in dieser Richtung Auffassungen aufzuweisen, welche bis jetzt noch in keine medicinische Abhandlung oder doch nur einseitig übergegangen sind.

Hallier erwähnt, dass das, was man im gemeinen Leben als Schimmel bezeichnet, der Hauptmasse nach aus Penicillium glaucum besteht. Dieses Penicillium glaucum besitzt — ich folge hier nur Hallier's Angaben — eine grosse Elasticität der Lebenszähigkeit, welche unterstützt wird durch die Fähigkeit, sich nach den äusseren Bedingungen zu einem andern Wachsthumsgesetze zu bequemen. Diese verschiedenen Gestalten, welche der Pilz in verschiedenen Medien annimmt, nennt Hallier Vegetations-Reihen, und unterscheidet:

1. Die Schimmelreihe auf zersetzenden vegetabilischen Substanzen.
2. Die Achorion-Bildungen am menschlichen und thierischen Körper in der Oberhaut beim Favus, wahrscheinlich auch bei Herpes tonsurans, Mentagra und andern durch Pilze erzeugten Hautkrankheiten.
3. Die Gliederhefe auf saurer Milch, unvollkommen in der Mundhöhle des Menschen.
4. Die Leptothrix-Reihe überall wo Penicilliumsporen in eine dünnflüssige gährungsfähige Flüssigkeit gerathen, im Wasser, in der Mundhöhle (Zahnbeleg), Speichel, in allen zuckerhaltigen Flüssigkeiten, Hefe geistiger Getränke.
5. Die Leptothrix-Hefe in zuckerhaltigen Flüssigkeiten.
6. Die Torula-Reihe in gährungsfähigen Flüssigkeiten.
7. Die Acrosporen-Hefe in fetten Oelen.

Für uns bietet vor der Hand nur die Leptothrix-Reihe besonderes Interesse. Hallier erwähnt, dass die Leptothrix als Gattung aus der Mycologie zu streichen sei, indem sie nur eine Vegetationsform verschiedener niederer Pilze darstelle. Sie tritt überall da auf, wo Pilzelemente in ein sehr dünnflüssiges und wenig nahrhaftes Medium gelangen und scheint aus feinen Plasmakernen jeder Art hervorzugehen. Niemals scheine diese Form der Mundhöhle ganz zu fehlen, niemals dem Mastdarm; seltener sei sie wohl im Magen nachzuweisen, und die Faeces seien stets ganz gefüllt von Fadenbruchstücken (a. f. a. O. pag. 67). Auf die letzteren Bemerkungen komme ich noch zurück.

Es ist natürlich, dass Hallier alle diese Behauptungen auf Culturversuche in entsprechenden Medien stützt, dass er also aus Leptothrix immer Penicillium glaucum oder crustaceum ziehen konnte u. s. f.

Es hat Hallier's Angabe viel im ersten Momente Bestechendes, und doch kann man nicht zu völliger Ueberzeugung durch dieselben gelangen. Ich habe schon erwähnt, dass die Art und Weise der angestellten Culturversuche jedenfalls Zweifel zulassen, und kann mir deshalb nicht versagen, zur besseren Orientirung meiner Fachgenossen, welchen etwa diese Formen nur aus Hallier's für ärztliche Kreise bestimmten Abhandlungen bekannt werden, mitzutheilen, dass Hallier's Behauptungen von sehr gewiegten Botanikern nicht so ohne weiters angenommen werden, als man glauben könnte. A. de Bary, der bedeutendste Mycolog Deutschlands erwähnt z. B. bei der Behandlung der Hefefrage, dass Berkeley angibt, er habe Hefezellen an der Luft direct zu fructificirendem Penicillium glaucum auswachsen sehen. Andern und de Bary ist dies nicht gelungen, und bei der Allverbreitung des Penicillium glaucum einerseits, und andererseits der Leichtigkeit, mit welcher seine keimenden Sporen mit Hefezellen verwechselt werden können, hätte eine derartige vereinzelte Beobachtung keine Beweiskraft [1].

---

[1] Handbuch der physiol. Botanik, herausgeg. von W. Hofmeister. Bd. II. 1 Abth.: Morphologie u. Physiologie der Pilze. Flechten u. Myxomiceten von Prof. A. de Bary. Leipzig 1866. pag. 184.

Nachdem nun de Bary die parasitischen Pilzspecies erwähnt hat, sagt er, dass man von ihnen lediglich Myceliumfäden kennt, und dass eigentliche, die Species characterisirende Fructificationsorgane nicht bekannt sind. „Bei der Häufigkeit in Rede stehender Erkrankungen und ihrer Begleiter liegt es daher nahe, die vollständige Fructification letzterer anderwärts, und zwar in bekannten Pilzformen zu suchen. Cultivirt man nun den vom Thierkörper weggenommenen Parasiten, so treten nach kurzer Zeit allerdings allverbreitete Schimmelformen, wie Penicillium glaucum, Aspergillus glaucus oder Hefezellen auf, letztere und die Mycelfäden des Penicillium gleichen mehr oder weniger den Sporen und dem Mycelium fraglicher Parasiten, sie stehen mit diesen in unmittelbarer Berührung, so dass es scheint, als entwickelten sie sich, nach Veränderung des Mediums aus denselben." — „Wenn man bedenkt, wie ungemein oft Penicillium und Hormiscum cerevisiae in den verschiedensten sorgfältigst gehaltenen Pilzculturen auftreten, und zwar nachweislich aus ihren allverbreiteten Keimen entstanden; wenn man ferner im Auge behält, dass ein Fernhalten dieser Keime von den in Rede stehenden Culturobjecten ein Ding der Unmöglichkeit ist, und dass selbst von geübten Mycologen Penicillium-Mycelium mit dem anderer Pilze leicht verwechselt werden kann, Hefezellen mit Sporen, so wird die obige Meinung, in der Form, wie sie bis jetzt von offenbaren Nichtmycologen ausgesprochen wurde, im höchsten Grade zweifelhaft. Dass Aspergillus, Penicillium glaucum und Hormentum cerevisiae selber ganz gewiss keine eigentlichen Fructificationsformen von Pilzspecies sind, kann dabei ganz ausser Acht bleiben. Jedenfalls muss obige Ansicht so lange für unerwiesen gelten, und die fraglichen Pilze für eigentliche specifische Parasiten, als es nicht experimentell erwiesen ist, dass durch Aussaat von Penicillium, Torula etc. auf geeignete Hautflächen unzweifelhafter Favus, Herpes tonsurans u. s. f. mit den characteristischen Pilzen, oder aus Aussaat von einem der letzteren ein anderer Hautpilz entsteht. Aussaaten dieser Art, welche in neuester Zeit von Köbner angestellt worden sind, haben, bis jetzt wenigstens nur negative Resultate ergeben." (A. a. O. pag. 224.)

Nachdem Fachmänner von der anerkannten Bedeutung eines A. de Bary sich in solcher Weise ausgesprochen, bleibt mir nichts hinzuzufügen, und ich fasse wohl den Stand der Dinge, soweit derselbe sichergestellt ist am Besten dahin zusammen, dass jenes Gebilde, welches man die Leptothrix nennt, eine Vegetationsform eines oder verschiedener Pilze darstellt, deren genaue Bestimmung aber bis jetzt nicht möglich ist, weil unsere Beobachtungen bis jetzt nicht mit Sicherheit diese Pilzbildungen zur Fructification gebracht haben, und weil nur dann ein genauer Schluss erlaubt ist. Es erwächst somit wohl zunächst für die Botaniker, jedoch auch für die Pathologen die Aufgabe, durch Culturversuche jene fraglichen Gebilde, die wir bisher Leptothrix genannt haben, zur weiteren Ausbildung auf geeigneten Boden zu bringen, und aus dem Fructifications-Vorgange dieser pflanzlichen Bildungen die Species zu bestimmen. Es wird demnach nicht nur Aufgabe sein, den Culturversuch so einzuleiten, dass jedes Hinzukommen von Pilzsporen von Aussen vollkommen verhindert wird, einen Theil der Aufgabe, welchen ich mit meinem später zu beschreibenden Apparate völlig zu erreichen hoffe, — es wird auch Aufgabe sein, sich für diese Cultur-Versuche vollkommen reines Material zu verschaffen, d. h. ein Material, in welchem nur Leptothrix-Bildungen sich finden, und darin liegt, wie ich glaube, die grösste, vielleicht kaum zu bewältigende Schwierigkeit; denn wenn wir die pathologischen Sekretstoffe auch nur der flüchtigsten Beobachtung unterziehen, so finden wir die verschiedensten in die Pilz-Reihe zu stellenden Bildungen nebeneinander. Wer könnte es unternehmen so in einem flüssigen Darminhalte, welcher von Schwärmsporen wimmelt, mit Bestimmtheit auszusprechen, dass diese Sporen alle jener Pilzbildung angehören, welcher auch die Leptothrix angereiht werden muss.

In Folgendem muss ich auch gleich absehen von Cholera und von Gliederketten zu sprechen, welche sich gelegentlich im Darmcanale finden, deren Gestaltung aber von jener, wie sie gewöhnlich der Leptothrix zugeschrieben wird, so erheblich abweicht, dass es mindestens fraglich erscheint, ob sie alle unter dieselbe Art einzureihen sind, wobei übrigens erinnert werden mag, dass auch Hallier die Leptothrix eine Vegetationsform verschiedener niederer Pilze nennt.

So begegnet man zuweilen Pilzfäden, bei denen die einzelnen Glieder nicht unmittelbar aneinanderstossen, sondern durch eine Art Faden zusammengehalten werden. Die Abstände der einzelnen Glieder von einander sind immer völlig gleich. Neben diesen Fäden sieht man wieder andere, bei denen immer zwei Glieder hart aneinanderstossen, bisquit- oder achterförmig vereinigt sind, und dann zwischen je zwei solchen Gliederpaaren erst immer ein Abstand etwa von der Weite eines einzelnen Gliedes besteht; oder es sind diese Abstände der zu einem Faden vereinigten Gliederpaare viel geringer, d. h. eben merklich. (Fig. VIII.)

Anders sehen wieder Fäden aus, bei welchen die einzelnen Glieder viel grösser und durch einen ganz dünnen Contour miteinander vereinigt sind.

Während in den bis jetzt geschilderten Formen die einzelnen Glieder der Reihen kugelrund sind, gibt es nun eine Reihe von andern, bei welchen die Glieder länger gezogen, endlich stäbchenförmig erscheinen. So finde ich manchmal Ketten, deren einzelne Glieder, ich möchte sagen lancettförmig sind, andere Ketten wieder, deren Glieder ganz ausgezeichnet vierseitig aussehen, dann solche mit geradkantigen etwas längeren Gliedern, welche schon wie kleine vierseitige Säulchen aussehen, und von diesen dann Uebergänge bis zu jenen Formen, welche Dujardin als Bacterium chaînette beschrieben hat.

Man mag nun aus diesen Angaben auch schon entnehmen, wie vielen ungelösten Fragen wir hier noch gegenüber stehen, und wie unwahrscheinlich Behauptungen klingen, welche so polymorphe Bildungen ohne weiters zusammenwerfen. Und selbst angenommen, dass diese Behauptungen mehr Recht als Wahrscheinlichkeit besässen, so stände eine grosse Frage auf der Tagesordnung: unter welchen Bedingungen gelangt diese oder jene Vegetationsform einer und derselben Species zur Entwicklung?

Es entgeht der genaueren Kritik solcher überraschenden Angaben endlich nicht, dass zur scheinbar positiven Beweisführung willkührliche Annahmen benutzt werden, wie aus Folgendem hervorgeht.

Nach Hallier's Angaben soll der sogenannte Favus-Pilz (Achorion Schönleinii) auch nur eine Vegetationsform von Penicillium glaucum sein; denn die Conidien des Favus-Pilzes bringen auf Aepfelscheiben u. s. w. in etwa zwei Tagen pinseltragende Penicillium-Pflanzen hervor. Favuspilze erzeugen, wenn sie eingeimpft werden, wieder Favus, die Pinselconidien von Penicillium erzeugen auf Blut, Eiweis etc. Keimlinge mit derselben knorrigen Beschaffenheit wie das Achorion. Hallier sagt, es scheine ihm, dass sowohl bei Favus als bei Herpes ein Herpes-artiges ringförmig sich verbreitendes Vorstadium vorhanden sei. Je nachdem sich nun Favi ausbilden, oder der Pilz in das Innere der Haare dringt oder beides eintritt, stellt man die Diagnose auf Favus oder Herpes oder auf eine Verbindung beider Exantheme. Impfversuche können nach Hallier's Meinung nicht zur Entscheidung führen; denn die Haare verschiedener Menschen seien vermuthlich den Pilzsporen ungleich zugänglich. Ebensowenig beweise das Nichtzustandekommen von Favus nach der Uebertragung eines Herpes etwas gegen die gleiche Ursache — — nun selbst das zuzugeben, so wird man doch nicht behaupten wollen, dass das Alles für die gleiche Ursache beweise. Hallier beruft sich auf die Resultate von Impfversuchen Dr. Pick's, welche wesentlich ergaben, dass auf die Impfung von Favus-Pilzen in der Regel nach Eintritt einer Herpes-Eruption (herpetisches Vorstadium), Favus oder Herpes tonsurans sich entwickelte. Auf die Impfung mit Pilzen des Herpes tonsurans entstehe Herpes tonsurans oder das herpetische Vorstadium des Favus — doch vermisst man hier sehr die Angabe, wie sich denn das herpetische Vorstadium des Favus von jenem des Herpes tonsurans unterscheide; nach langem Bestande des Favus komme es zur Bildung von Fructificationsorganen, welche dem Penicillium glaucum und einer Aspergillus-Art angehören. Die Impfung mit Penicillium glaucum auf die Haut des Menschen rufe eine Krankheit hervor, die mit dem herpetischen Vorstadium des Favus identisch ist. — Und nach diesen Angaben folgt der positiv ausgesprochene Satz, dass ein und derselbe Pilz also einmal Favus, das anderemal Herpes tonsurans hervorrufe, und dass derselbe einer in der Natur sehr verbreiteten Pilzspecies angehöre.

Zu diesen Schlussfolgerungen möchte ich bemerken, dass es gar nicht zu verwundern ist, dass auf Impfung von Favus oder Herpes tonsurans-Pilzen sich wieder Favus oder Herpes tonsurans entwickelt; dass aber nach Impfung der Pilze des Herpes tonsurans sich das herpetische Vorstadium des Favus entwickelt, möchte man insoferne genauer bewiesen wissen, als sehr gewiegte Dermatologen diesem sogenannten herpetischen Vorstadium nichts für Favus Characteristisches absehen wollen. Ist nun diess der Fall, so begreife ich ebensowenig wie man jeden Nasen-Rachencatarrh als ein abortiv verlaufendes Vorstadium von Morbillen ansehen will, dass man aus dem herpetischen Vorstadium den Favus erkennen kann. Hallier selbst hat ferner auf menschlichem Favus niemals Penicillium gesehen, und Aspergillus erklärt er jedenfalls als eine zufällige Beimengung. Was ich über das herpetische Vorstadium des Favus erwähnt habe, findet natürlicherweise auch seine Anwendung bei der Beurtheilung der Erfolge der Impfungen mit Penicillium glaucum.

Zieht man in Schlussfolgerungen so problematische Dinge wie das herpetische Vorstadium des Favus oder Dispositionen einzelner Individuen u. s. f. als Praemissen herein, dann darf auch der Schluss selbst nur als hypothetischer und nicht mit so apodictischer Schärfe hingestellt werden, soll anders die Wissenschaft aus solchen Arbeiten Nutzen ziehen.

Es steht die ganze Frage über die Vegetations-Reihen der Pilze sowohl für Pathologen als Mycologen an der Tagesordnung, und da dieselbe höchst wahrscheinlich nur im Zusammenhange gelöst werden kann, so musste ich um so mehr die Favus-Frage hier hineinziehen, als die Erkrankungen der Haut, welche in Folge von Pilzbildungen entstehen, vielleicht am ersten berufen sind, Aufklärungen über diese so hochwichtigen Verhältnisse zu bringen, und als dann erlaubt sein wird, aus der Analogie Schlüsse auch für die im Innern erscheinenden Pilzbildungen zu ziehen. Wie die Dinge jetzt stehen, ist noch gar nichts abgemacht, und blosse Vermuthungen dürfen nicht für Wahrheiten ausgeboten werden.

Aus dem bisher über die Vorkommnisse bei Cholera mitgetheilten geht hervor, dass sich bei der Cholera asiatica im Verdauungscanal Pilzbildungen in ungemein grosser Menge finden und dass diese Pilzbildungen es über eine gewisse Stufe der Entwicklung (Gliederketten) nicht hinausbringen. Die Pilze selbst scheinen identisch mit jenen Formen, welche man unter dem Namen Leptothrix kennt oder zusammenfasst. Sorgfältig angestellte Culturversuche müssen aber erst darüber aufklären, zu welcher Pilzspecies diese niederen Vegetationsformen in Beziehung stehen.

4. Andere Bestandtheile der Cholera-Dejectionen.

Von anderen Bestandtheilen der Choleradejectionen erwähne ich zunächst die beinahe immer vorgefundenen Bacterien-artigen Bildungen, derer ich schon gedachte, und welche sich vom Bacterium Termo dadurch unterscheiden, dass die Stäbchen Endanschwellungen besitzen; sie erscheinen an beiden Enden durch scharfcontourirte kreisförmige Zeichnungen, deren Durchmesser etwas grösser ist als der Querdurchmesser der Stäbchen, abgeschlossen. Hallier bildet diese Dinge als Bacterium Termo ab, Perty beschreibt sie als Sporonema gracile. Die Bewegung derselben ist eine entschieden selbstständige, und niemals habe ich sie in Haufen vereinigt und niemals in Kettenreihen geordnet getroffen. Sie finden sich überhaupt im Verhältnisse zu den früher geschilderten Bildungen in äusserst untergeordneter Menge. (Fig. XIV. a.)

Ferner finden sich Krystalle von phosphorsaurer Ammoniak-Magnesia in wechselnder Menge und meist nicht ganz vollkommener Ausbildung, hemiëdrische Formen des rhombischen verticalen Prismas, endlich auch die von Wedl erwähnten Haeminkrystalle.

B. Zufällige Bestandtheile der Cholera-Dejectionen.

Als zufällige Bestandtheile von Cholera-Dejectionen erwähne ich einige Befunde, deren Mittheilung mir von Interesse scheint, obwohl ich ihnen vor der Hand nicht eben besondere Deutung zu geben weiss.

1. Sarcine. In fünf der untersuchten Fälle fand sich Sarcine in grossen schönen cubischen Formen im Darminhalte von Leichen. Ferner fand ich 7 mal Sarcine im Erbrochenen und zweimal in Defaecationen von Cholerakranken — im Ganzen in 11 Fällen. Unter den 5 Fällen, wo ich die Sarcine bei der Obduction fand, zeigte sich 4 mal chronischer Magencatarrh, namentlich in einem Falle sehr hochgradig, und dabei fanden sich (in diesem Falle) zwei strahlige

Narben in der Schleimhaut des kleinen Magenbogens gegen die hintere Wand. Ich erwähne hier, dass Virchow[1]) bei der Cholera ganz unverhältnissmässig häufig das chronische corrosive Magengeschwür oder seine Narben sowie den chronischen Magencatarrh fand und desshalb vermuthete, dass in Folge dieser vorausgegangenen Erkrankung eine besondere Praedisposition des Magens als locus minoris resistentiae gegeben sei. Nebenbei sei auch bemerkt, dass die Sarcina ventriculi von Hallier neuester Zeit in das Thierreich verwiesen wird, indem er beweist, dass dieselbe weder eine Alge noch eine Diatomee noch ein Pilz sei, und die Zoologen auffordert, ihr im Thierreiche einen Platz anzuweisen.

2. Fettkrystalle fand ich in zwei Fällen in colossalen Massen und zwar in einem Falle, wo nichts als Suppe und Fleisch Tags vorher genommen war, in dem andern Falle erhielt ich keine Auskunft mehr. Die Krystallmassen waren so gross, dass in jedem Präparate Büschel solcher Nadeln sich vorfanden.

3. Harnstoff krystallisirte mir einmal in vierseitigen Säulen beim Eintrocknen einer reiswasserähnlichen Flüssigkeit in grosser Menge heraus. Mit Salpetersäure ausgezogen erhielt ich beim Verdampfen sehr schöne perlmutterglänzende sechsseitige Tafeln.

4. Tyrosin fand ich mehreremale, einmal in ganz ausserordentlich bedeutender Menge in den nettesten Krystallbüscheln im schleimig-flockigen Darm-Inhalt eines im Beginn des Cholera-Typhoids gestorbenen Mannes.

In Vorstehendem habe ich die Ergebnisse meiner microscopischen Untersuchungen der Cholera-Dejectionen zusammengestellt, und die einzelnen Befunde an sich zu deuten versucht, ohne dabei an eine Beziehung zum Cholera-Process zu denken, noch zu versuchen, die Vorkommnisse mit dem Wesen des Cholera-Processes in Zusammenhang zu bringen.

Ehe ich an eine Deutung für den Cholera-Process denken konnte, musste ich die Faeces gesunder und anderweitig kranker Individuen untersuchen; denn die mir bekannten Untersuchungen

---

[1]) Würzb. Verhandl. Bd. IV. pag. 89. 1854.

von Faecal-Stoffen waren mir nicht eingehend genug erschienen, namentlich im Hinblicke auf die ausführlich beschriebenen Pilzformen. In Folgendem stelle ich nun in Kürze die erhaltenen Resultate zusammen, welche, so dürftig sie auch immer sein mögen, doch eine Beurtheilung des bei der Cholera Gefundenen wenigstens vorläufig gestatten. Ich richte hier natürlicherweise meine Aufmerksamkeit zunächst nur auf Pilzbildungen; denn ich beabsichtige in diesen Blättern nur vergleichende Studien von Cholera-Dejectionen und jenen anderer Krankheiten niederzulegen mit besonderster Berücksichtigung der ersteren.

III. Untersuchungen der Faeces von Nicht-Cholerakranken.

1. Normale Faeces.

Wenn Hallier angibt, dass die Faeces stets ganz gefüllt sind von Fadenbruchstücken der Leptothrix, so kann ich mich nach sorgfältigst angestellten eigenen Untersuchungen nur insofern einverstanden erklären, als sich allerdings in normalen Faeces häufig, aber bei weitem nicht immer kurze Leptothrix-Gliederfäden und Schwärmsporen finden. Ich begann diese Untersuchung mit den Faeces eines ganz gesunden Mannes und erhielt folgende Resultate.

Am ersten Tage waren die Faeces dunkelbraun gefärbt, geformt, mässig weich; es fand sich auch nicht die Spur eines Leptothrix-Fadens, wohl aber Schwärmsporen. Am zweiten Tage die gleiche Beschaffenheit der Faeces und ein gleiches negatives Resultat. Am dritten Tage bei gleicher Beschaffenheit der Faeces einzelne Fadenbruchstücke zu 2 bis 4 Gliedern, keine Bacterien, einzelne Schwärmsporen. Am vierten Tage die kurzen Gliederketten und Schwärmsporen in etwas erheblicherer Menge, keine Bacterien, die Faeces wie vorher beschaffen. Am fünften Tage suchte ich wieder vergebens; am sechsten Tage fand ich wieder einzelne Gliederketten und Schwärmsporen, am siebenten Tage blos Schwämsporen, am achten Tage Gliederketten und Schwärmsporen. So wechselte das fortwährend bei äusserlich nahezu völliger Gleichheit der Faeces und einfacher auch ziemlich gleichförmiger gemischter Nahrung. Am 17ten Tage erkrankte das Individuum an einem heftigen Nasen-Rachencatarrh, und es erfolgte kein Stuhl. Am 18ten leichte Fieberbewegungen, Appetitlosigkeit, Abends plötzlich heftiges Leibschneiden, darauf ein festweicher und eine Stunde später ein schleimig-breiiger Stuhl; darauf heftiger Stuhlzwang die ganze Nacht bis gegen Morgen, ohne dass weiter Stuhlgang erfolgte (innerlich Opium). In beiden Defaecationen vom Abend — welche freilich erst den andern Tag untersucht werden konnten — Gliederketten von 2—4 Gliedern und Schwärmsporen in etwas erheblicherer Menge; in den schleimigen Theilen hie und da ein kleines Bacterien-Häufchen etwa von 12—15 Stäbchen, welche auffallend klein waren — die einzelnen Stäbchen messen 0,0018 Mm. und zeigen deutlich doppelten Contour. Am 19ten und 20sten Tage kein Stuhlgang mehr, am 21sten völliges Normalbefinden bis auf den im entschiedenen Nachlassen begriffenen Schnupfen; Nachmittags ein breiig-weicher Stuhl, in welchem sich wieder einzelne Gliederketten und Schwärmsporen fanden, am 22sten und 23sten Tage dasselbe bei wieder normal geformtem Stuhl, am 24sten Tage keine Spur von Gliederketten, einzelne Sporen.

Dasselbe Resultat erhielt ich bei der Untersuchung der Faeces eines gesunden 6jährigen Mädchens und eines 2jährigen Knaben. Häufiger fand ich allerdings Bruchstücke von Gliederketten, als keine — besonders Schwärmsporen, doch aber waren bei allen drei Individuen Tage, wo sich keine Gliederketten und nur wenige Schwärmsporen fanden. Ich brauche wohl nicht hinzuzufügen, dass ich immer wenigstens 10 bis 15 microskopische Präparate von einem Stuhlgang genau untersuchte — und zwar etwa immer stecknadelkopfgrosse Parthien mit einem Tropfen 1% Kochsalzlösung ausgebreitet.

Auffallend ist mir die Bemerkung Hallier's, dass diese Bildungen seltner im Magen nachzuweisen sind, während sie sich in der Mundhöhle und im Mastdarm immer finden sollen, und doch ist Hallier der Ueberzeugung, dass die Glieder stets massenhaft durch den ganzen Körper gehen. Nach meinen eigenen Untersuchungen möchte ich also diesen Ausspruch wesentlich modificiren, obwohl ich bestätigen muss, dass sich auch in den Faeces gesunder Individuen Leptothrix-Bildungen finden. Ich erinnere hierbei und namentlich bei dem Umstande, dass in einzelnen Stuhlgängen ausser einigen Schwärmsporen keine Pilzspuren gefunden werden konnten, dass die Pilze doch immer von Aussen eingebracht worden sein müssen, und dass man nicht nothwendigerweise überall in der Luft und in der Nahrung und immer in gleicher Menge Pilzsporen vorhanden annehmen muss. Es sind ja in dieser Beziehung schon mehrfach Culturversuche angestellt worden, welche die sich jedem Unbefangenen aprioristisch aufdrängende Ueberzeugung experimentell bestätigten, dass die Pilzsporen in verschiedener Luft und verschiedenem Wasser in verschiedenen Quantitäten vorkommen, und hie und da ganz zu fehlen scheinen, wenn auch letzteres nur immer zeitlich angenommen werden kann, sowie überhaupt zeitlich auch quantitative Unterschiede nachgewiesen werden.

Ein dahinzielender Versuch ergab mir ein bestätigendes Resultat. In einem immer so ziemlich gleich temperirten Zimmer wurde in einem offenen Glasschälchen vorerst gut ausgekochter Zuckersyrup, und in einem zweiten Schälchen ebenso behandelter Himbeersyrup aufgestellt. Am siebenten Tage fand ich an beiden Flüssigkeiten eine leichte Trübung der Oberfläche und konnte microscopisch Penicillium glaucum und Gliederhefe nachweisen. Ich schüttete die Flüssigkeiten weg und setzte drei Tage später wieder zwei solche Schälchen mit Syrup an. Das Zimmer wurde täglich gelüftet und die ganze Zeit fand sich sonst in demselben keine schimmelnde Substanz. Beim zweiten Ansatz bemerkte ich erst nach 11 Tagen die ersten Trübungen der Oberfläche in Form ganz kleiner runder Flecke, welche sich dann später rasch vergrösserten und zusammenflossen. Ein dritter in einem andern etwa 1000 Schritte entfernten Wohnzimmer angestellter ähnlicher Versuch zeigte schon am fünften Tage ganz nette Trübungen der Oberfläche, und jetzt steht wieder in demselben Locale ein Schälchenpaar schon den 9ten Tag, und auf dem Himbeersyrup zeigen sich gerade heute erst ganz kleine Trübungen der Oberfläche. Dass nach heftigem Regen sich weit weniger Pilzsporen in der

Luft finden, ist eine bekannte Thatsache, und so dürften verschiedene meteorologische Verhältnisse von Einfluss auf die Verbreitung der Pilzkeime in der Luft sein, deren Ergründung jedenfalls von Interesse wäre.

2. Faeces bei Dysenterien.

Die dysenterischen Stuhlgänge zeichnen sich vor Allem durch das Vorkommen von Eiterelementen und von Blut aus.

Die Eiterelemente sind meist sehr stark granulirt und lassen ohne Essigsäurezusatz den Kern kaum erkennen. In manchen Fällen sind es vorwiegend einkernige — in den meisten aber mehrkernige Eiterzellen, mitunter mit scharf markirten Kernkörperchen. Nicht selten sieht man auch die Eiterelemente im Zerfall, oder den Kern blasig degenerirt. Die Eiterelemente fehlen bei keiner wahren Dysenterie, und finden sich bei dieser wie bei keiner andern Erkrankung in grosser Anzahl.

Das Blut findet sich theils unverändert, theils verändert, und zwar sind seine Elemente entweder aufgebläht, hydropisch, gerade noch als fein contourirte Bläschen zu erkennen, oder aber sie sind in Schrumpfung begriffen, gezackt und maulbeerförmig, wie ich sie besonders in einem Falle fand, wo offenbar eine urämische Darmaffection vorlag.

Fibringerinnungen habe ich in den bis jetzt untersuchten Fällen von Dysenterie nicht finden können. Schleimige Massen kommen dafür nicht selten vor. Sie zeigen in manchen Fällen, immer aber in unbedeutender Menge, meist sehr vereinzelt stehende kleine Sporen-Häufchen oder wohl auch rundliche oder streifige Baeterien-Häufchen; in einem Falle waren in einer solchen Anhäufung von Baeterien die einzelnen Stäbchen wie in Reihen (Ketten) geordnet, aber nicht verfilzt und an der Verbindungsstelle zweier Stäbchen zeigten dieselben winkelige Einknickungen und zwar immer in entgegengesetzter Richtung folgend, so dass die ganze Baeterien-Reihe zickzackförmig aussah. Auch frei in der Flüssigkeit fanden sich solche kurze Bacterien-Kettchen, welche sich ausser durch ihre Anordnung auch noch durch die Kürze der einzelnen Stäbchenglieder auszeichneten.

Nebst den genannten Dingen finden sich kleinste äusserst

stark lichtbrechende rhombische Krystalle, welche den kohlensauren Kalk-Krystallen im innern Ohre sehr ähnlich sind, über deren Natur ich jedoch eine bestimmte Angabe bis jetzt nicht machen kann.

In ziemlich bedeutender Menge konnte ich in allen dysenterischen Stuhlgängen Perty's Sporonema gracile nachweisen. Nebstdem kommen ausserordentlich kleine, in äusserst lebhaft rotirender Bewegung begriffene Organismen in Sicht, welche etwa aussehen wie die sogenannten Turner-Hanteln, zwei dunkel erscheinende, durch ein kurzes Stäbchen vereinigte Kugeln; sie drehen sich immer um einen der Mitte des Stäbchens entsprechenden Mittelpunkt und zwar mit rapider Geschwindigkeit (Fig. X links unten vier solche Körperchen und Fig. XIV. c.). In keiner Focus-Einstellung zeigten mir die Kügelchen eine helle Mitte.

W. Baly[1]) fand in den schleimigen Ausleerungen der Ruhrkranken Körperchen, welche gewöhnlich rund und undurchsichtiger waren als die Schleimkügelchen und die abgestossenen Epitheliumpartikelchen, zwischen welchen sie lagen und eine verschiedene Grösse zeigten. Die kleinsten waren rund oder beinahe rund, die grösseren waren collabirt oder zerrissen, aber alle hatten eine dicke Wand und eine Höhle, in welcher sich undurchsichtige Kügelchen ohne Kern befanden. Bei den kleinsten Körperchen dieser Art schien die Wand aus ähnlichen Kügelchen von gleicher Grösse gebildet zu sein, welche regelmässig geordnet sind; bei den grösseren war die Structur der Wand meistens weniger deutlich u. s. f. Baly meint, dass diese Körperchen von jenen von Brittan und Swayne entdeckten Cholera-Körperchen verschieden sind, wenn sie gleich in dieselbe Reihe zu stellen wären, und dass sie den Pilzen vom Genus Protococcus ähnlich seien. Ich kann mir gar nicht denken, was Baly hier gesehen und beschrieben hat.

3. Diarrhoische Stuhlgänge anderen Ursprungs.

In den diarrhoischen Stuhlgängen, welche nicht von Dysenterie abhängen, finden sich neben den Faecalstoffen zunächst Schleim und Epithel.

---

[1]) Note on the presence of peculiar microscopic bodies in the Discharges of Epidemic Dysentery. Lond. med. Gaz. 1849. pag. 580.

Der Schleim zeichnet sich vor den bei der Cholera gefundenen schleimigen Massen durch seinen Gehalt an Schleimkörperchen aus, welche, wie erwähnt, bei der Cholera meistens ganz fehlen, oder doch nur höchst selten gefunden werden. Dagegen findet sich mitunter bei gewöhnlicher Diarrhoe eine Art Zoogloea Termo ebenfalls, jedoch immer nur in kleinerer Menge, wenn eben Schleim vorhanden ist.

Epithel ist nicht selten, die Epithelzellen sind beinahe immer isolirt und niemals in grösseren Fetzen zusammenhängend.

Bacterien-Häufchen finden sich hie und da streifig im Schleim angeordnet. Kurze Leptothrix-Gliederketten sind nicht selten, Schwärmsporen immer vorhanden.

Nebstbei fand ich immer Sporonema gracile oft in grosser Menge, dann feine dunkle Stäbchen mit einer nach Art einer holländischen Pfeife abgebogenen dunklen Endanschwellung, in lebhafter Bewegung, wobei aber das Stäbchen gleichfalls steif blieb (Fig. XIV. d.) Ferner helle Körperchen mit einem kleinen Stiele, und endlich blattförmige Gebilde mit einem flachrunden ovoiden Körper, welcher in seiner Mitte eine einer Mittelrippe ähnliche Schattirung zeigte, welche sich in den kurzen fadenförmig sich verjüngenden Stiel fortsetzt. In manchen Fällen traf ich diese letzt beschriebenen Gebilde in ausserordentlich grosser Menge, manchmal sehr spärlich (Fig. XIV. b.)

Die diarrhoischen Stühle bei Typhus und bei ulcerirender Darmtuberculose boten mir bis jetzt keine nennenswerthen besondern Merkmale. Ich ergreife diese Gelegenheit, um zu constatiren, dass von vielen Pathologen angenommen wird, dass sich die necrosirten und abgestossenen Parthien der Peyer'schen Plaques im Typhus-Stuhle vorfinden und denselben characterisiren. Ich muss dies geradezu für einen Irrthum erklären. Dass sich die fetzig necrosirten Gewebstrümmer im Stuhle finden können, bezweifle ich keinen Augenblick, dass man sie aber leicht findet, ist unrichtig. Ich habe wiederholt Stuhlgänge von Typhösen untersucht, bei welchen nachträglich die Obduction die Geschwüre nachgewiesen hat, und ich war nie so glücklich, mit Sicherheit so einen necrotischen Fetzen nachweisen zu können. Am allerwenigsten kann man diesen Gewebsfetzen etwas Characteristisches ansehen und dann scheint es mir, dass sie seltener in toto abgestossen werden, dass sie ferner in kleinen Partikelchen sich den Faecalstoffen beimischen, und wenn auch die Abstossung grösserer Fetzen erfolgt, so ist mehr als wahrscheinlich, dass dieselben bis zur erfolgenden Defaecation völlig zerfallen. Ich muss es also geradezu als einen Zufall erklären, wenn es einem oder dem andern gelingt, einen solchen Fetzen im Stuhlgange nachzuweisen.

Ganz dasselbe gilt für die tuberculöse Darmphthise.

Ehe ich nun an die kritische Beurtheilung des Nachweises von Pilzbildungen bei Cholera gehe, möchte ich noch einiges über die sonstigen Unterschiede der Cholera-Stühle von andern Defaecationen erwähnen.

Der Cholera-Stuhl zeichnet sich im Allgemeinen durch seinen Wassergehalt vor allen andern Defaecationen aus. Kein anderer Stuhl hat einen so geringen Bodensatz. Doch muss man bei der Aufstellung dieser Regel sich vergegenwärtigen, dass nach übereinstimmenden Beobachtungen Ausnahmen von dieser Regel — wenn gleich sehr selten — vorkommen. Lambl[1]) constatirt ganz richtig dreierlei solcher Ausnahmsfälle. Erstens kommt unzweifelhaft Cholera ohne Reiswasser-Stühle zur Beobachtung. Zweitens gibt es Fälle von Diarrhöe mit ungewöhnlicher, die Cholera-Entleerung bei Weitem übertreffender Quantität von dünnflüssigen Faecalmassen. Drittens endlich gibt es Fälle von Catarrh und zumal von Dysenterie mit theilweise oder durchaus schleimigen Stühlen, deren Menge unter der Norm zurückbleibt; in dieser Form zeichne sich bekanntlich die gemeine Form der Dysenterie mit Tenesmus und spärlicher Darmentleerung aus.

In ersterer Beziehung habe ich nur zu erwähnen, dass in den mehr schleimigen Stühlen, welche allerdings hie und da, aber ausserordentlich selten die Stelle der Reiswasser-Stühle einnehmen, die desquammirten Epithelien ebensowenig fehlen als die Zoogloea Termo. Dasselbe habe ich in Bezug auf den zweiten Punct zu be-

---

[1]) Microscop. Untersuchungen der Darmexcrete. Prager Vierteljahrsschrift 1859. 1.

merken und hinzuzusetzen, dass ich ausser bei Cholera keinen sogenannten diarrhöischen, das soll hier heissen dünnflüssigen Stuhl gesehen habe, in welchem die Faecal-Massen fehlten. In den ersten Cholera-Defaecationen wird man allerdings noch die Spuren und Reste von Ingestis finden, allein unglaublich schnell hört diess auf, und der Cholera-Stuhl besteht sodann — wie niemals ein Anderer, blos aus organischen Abscheidungsproducten.

Was ferner den Schleim selbst betrifft, so habe ich schon erwähnt, dass derselbe in der Regel bei Diarrhöe auch Schleimkörperchen zeigt, welche aber bei der Cholera nur selten oder gar nicht zu finden sind. In beiden Richtungen aber sind denn doch wieder Ausnahmsfälle zu constatiren. Es kommen Schleimabscheidungen auch bei gewöhnlicher Diarrhoe vor, welchen gar keine oder nur sehr wenige Schleimkörperchen beigemischt sind. Die Schleimmassen zeigen dann ihr gewöhnliches mattstreifiges Aussehen, und es kommen wohl hie und da kleine Sporenhaufen oder Bacterien auch darin eingebettet vor, doch wie erwähnt, letzteres nie in solcher Masse und vielleicht auch nicht in gleicher Form wie bei Cholera, worauf ich noch zurückkomme.

Bei Cholera finden sich dagegen hie und da Körperchen in den Schleim eingebettet, welche man für abortive Schleimkörperchen oder für junge Epithelialzellen — wer kann da unterscheiden — halten kann. Niemals habe ich im Schleime der Cholera-Defaecationen schön erhaltene Schleimkörperchen gefunden. Ich mache dabei aufmerksam, dass man bei Anwesenheit von Blut in den Cholera-Defaecationen die farblosen Blutkörperchen, welche mit den rothen häufig gerade den Schleimstreifen anhaften, als solche und nicht als Schleimkörperchen deuten darf, um so mehr, als die bekannte Aehnlichkeit der beiden Elemente eine Unterscheidung sonst erschwert, wenn nicht geradezu unmöglich macht. Vielleicht gibt neben der gleichzeitigen Anwesenheit rother Blutkugeln auch die von mir hervorgehobene Mehrkernigkeit der farblosen Blutelemente bei Cholera einige wenn auch nicht ganz sichere Anhaltspunkte.

Auch Andral[1] erwähnt, dass sich in den Schleimmassen der Cholera-Defaecationen Schleimkörperchen finden.

---

[1] Gaz. méd. de Paris 1847. pag. 654.

IV. Schlussfolgerungen.

Wenn ich nun versuche, aus den bisher vorliegenden Thatsachen Deductionen zu ziehen, so geschieht diess mit allem nöthigen Rückhalte und in dem Bewusstsein, eine Frage wieder hervorzuziehen, welche schon mehrfach angeregt und wieder abgethan wurde. Mag nun meiner Arbeit nach dieser Richtung hin dasselbe Schicksal zu Theil werden oder nicht, so kann ich doch behaupten, dass durch dieselbe und die sich daran knüpfenden Mittheilungen oder Kritiken Anderer schlimmsten Falls eine Frage endgiltig entschieden wird, ob nämlich die bei der Cholera asiatica vorgefundenen Pilzbildungen zu dem Wesen der Erkrankung in Beziehung stehen oder nicht.

Ich darf die Frage neu aufwerfen; denn noch niemals sind die Pilzbildungen die sich bei der Cholera finden, in ähnlicher Weise wie in vorstehenden Zeilen beschrieben worden, und noch niemals — so weit mir die einschlägige Literatur zu Gebote stand, ist auf das quantitative und qualitative Verhältniss so grosses Gewicht gelegt worden, als das in diesen Zeilen geschehen soll. Andererseits aber muss ich behaupten, dass die gegen frühere Beobachtungen aufgestellten Zweifel hier ihre Anwendung nicht finden können, sowie auch die Behauptungen, derlei Pilze kommen auch anderweitig vor, mir nichts weniger als bewiesen erscheinen.

In letzterer Hinsicht zunächst hätte die Thatsache, dass bei der Cholera asiatica Pilzbildungen vorkommen, welche man theils als Leptothrix theils als Bacterium Termo beschrieben hat, kaum eine Bedeutung, da man, aus meinen an nicht Cholera-Kranken angestellten Untersuchungen sowohl, als aus jenen Anderer weiss, dass Leptothrix-Fäden und Pilzsporen sogar in normalen Faeces, wie ich behaupte — ziemlich häufig — wie Andere behaupten immer vorkommen, und dass dieselben bei diarrhoischen Stuhlgängen niemals fehlen.

Ich kann aber hierauf in zweifacher Weise Entgegnungen aufstellen, welche sich einerseits auf das quantitative Verhältniss der vorgefundenen Pilzbildungen beziehen, andererseits aber in qualitativer Beziehung Verhältnissen Rechnung tragen wollen, welche meiner Meinung nach bis jetzt so viel wie gar nicht berücksichtigt wurden, und deren Aufklärung nur durch eingehende gewissenhafte Untersuchungen möglich wird.

Will ich in quantitativer Beziehung allein überhaupt Gewicht auf meine Befunde legen, so muss ich von der Voraussetzung ausgehen, dass die bei Cholera in den Dejectionen sowie im Darmschleim von Cholera-Leichen vorgefundenen Pilzbildungen wirklich identisch sind mit den als Leptothrix buccalis beschriebenen pflanzlichen Organismen.

So viel ich nun bis jetzt untersucht habe, muss ich annehmen, dass Leptothrix-Schwärmer und Gliederketten im Darminhalte bei keiner andern Erkrankung in solcher Menge im Darmcanale gefunden werden als bei der Cholera asiatica.

Diese Thatsache gewinnt nun unstreitig durch die Rücksichtnahme auf die Cholera-Symptome ausserordentlich an Bedeutung. Es ist nämlich Bedacht darauf zu nehmen, dass nicht nur der Darminhalt der Cholera-Leichen sondern auch das Erbrochene und die Defaecationen der Kranken die genannten Pilzbildungen in enormer Masse enthalten. Die Erklärung dieses Umstandes kann in zweierlei Weise versucht werden.

Zunächst liegt wohl anzunehmen, dass im Darmcanale selbst unter den für die Pilzwucherung günstigen Bedingungen der localen Erkrankung, eine excessive Vermehrung stattfindet, welche die colossalen Mengen erklären mag. Dazu bedarf es wieder zweier Erfordernisse, und zwar erstens müssen die Keime solcher Bildungen überhaupt vorhanden sein und zweitens muss die Vermehrung selbst, als pflanzliche Entwicklung nachgewiesen werden können. Da wir nun bei der Beurtheilung der blos quantitativen Verhältnisse absehen wollen von der Richtigkeit der Identität der bei Cholera vorfindigen Bildungen mit jenen, welche man ab und zu wohl auch im Darminhalte gesunder Individuen zu beobachten Gelegenheit hat, so könnte immerhin angenommen werden, dass es diese so gewöhnlichen Bildungen sind, welche auf dem für ihre Weiterentwicklung günstigen Boden in so excessiver Weise zu wuchern beginnen. Für jeden Fall müsste irgend eine, schwer näher zu bestimmende Quantität von Pilzen vor dem Ausbruche der Erkrankung schon als vorhanden angenommen werden, und die Vermehrung der Pilze müsste man schon in jenem Stadium der Cholera bestehend annehmen, wo kaum noch Diarrhoe vorhanden ist; denn in den ersten diarrhoischen Stuhlgängen finden sich schon weit mehr Pilzbildungen als unter andern Verhältnissen. Es ist also gar nicht anders denkbar, als dass schon vor Beginn der Transsudation oder Exsudation im Darmcanale die Wucherung der Pilze vor sich geht.

Betrachten wir also die Cholera als entzündlichen Vorgang, so muss mit dem Reize, welcher die Entzündung veranlasst, zugleich ein Reiz auf die vorhandenen Pilz-Elemente ausgeübt werden, welcher dieselben formativ so ausserordentlich anregt. In dieser Weise stehen wir nun unmittelbar vor der Annahme, diesen Reiz, welchen wir in der infectiösen Substanz selbst suchen müssen, in einen Zusammenhang zu bringen mit den erwähnten Pilzbildungen, und sei es auch nur in der Weise, dass diese Organismen von der infectiösen Substanz ebenfalls afficirt werden. Fassen wir das Verhältniss des Bodens, auf welchem die Pilze sich befinden, zu diesen letzteren in's Auge, so ist wohl klar, dass derselbe für die Wucherung in chemischer Beziehung wohl günstig sein mag, insofern ihnen durch die stattfindenden Umsetzungsprocesse Material geliefert wird, welches sie eben befähigt in so ausserordentlicher Weise sich zu vermehren. In mechanischer Beziehung ist ihnen aber der Boden entschieden ungünstig. Bedenkt man nämlich, wie rapid und wie massenhaft bei der asiatischen Cholera die Entleerungen erfolgen, und bedenkt man die profuse Exsudation von Seite der Darmschleimhaut, so sollte es nicht Wunder nehmen, wenn man gerade bei der Cholera weniger Pilzbildungen als sonst fände. Der Darm wird ja geradezu vom Exsudate ausgewaschen, die Epithel-Decke abgehoben und weggeschwemmt und doch finden sich die Pilzbildungen noch in so enormer Quantität. Die Wucherung muss also wirklich trotz der ungünstigen mechanischen Momente in so bedeutendem Maasse stattfinden.

In chemischer Beziehung erwähne ich zunächst de Bary's Aeusserungen über die Wirkungen der Pilze auf ihr Substrat (a. a. O. pag. 230). De Bary sagt: „Von den Pilzen, welche todte organische Körper bewohnen (und als solcher mag der Darminhalt angenommen werden. D. V.), den Saprophyten gilt zunächst, dass sie in ihrem Substrat Zersetzungs- und Gährungsprocesse verursachen. — Organische Körper, und selbst höchst zersetzbare — zeigen in reinem Sauerstoff, reiner athmosphärischer Luft und bei einer der Zersetzung günstigen Temperatur nur äusserst langsame Oxydation, wenn sie vor dem Zutritt organischer oder speciell pilzlicher Keime geschützt sind; sie bleiben unter dieser Bedingung selbst 1—3 Jahre lang und noch länger frisch (Pasteur). Fäulniss tritt dann ein, wenn man, unter den genannten Bedingungen Substanzen zusetzt, die schon zu faulen begonnen haben, selbst wenn diese frei (?) von lebenden Organismen sind. Säet man Pilze, Vibrionen u. s. w. in die zersetzbaren Körper, oder gestattet man den Zutritt jener, indem man letztere der freien Luft aussetzt, so erfolgt mit der Entwicklung der Pilze sofort rasche und lebhafte Zersetzung (vgl. speciell Pasteur Compt. rend. Tom. 56. pag. 734). Dass diese letztere eine Wirkung der Vegetation des Pilzes ist, folgt schon daraus, dass der Pilz aus seinem Substrat bestimmte Elemente oder Stoffe als Nahrung aufnimmt, jenes also zerlegt, und somit jedenfalls den Anstoss zu einer Umsetzung gibt. Der Zersetzungsprocess selbst ist bei dem nämlichen Substrat ein verschiedener, je nach dem darauf oder darin vegetirenden Organismus; viele und vielleicht alle Species erregen eine ganz specifische Umsetzung. Die Vorgänge bei der letzteren bedürfen zumeist noch genauerer Untersuchung; doch haben wir, zumal von Pasteur, bereits eine Reihe vortrefflicher Anhaltspuncte erhalten." Es würde, obwohl hierhergehörig, zu weit führen, diese Anhaltspuncte anzuführen, und bei dem Umstande, als gerade diese Momente für die Auffassung pathologischer durch die Anwesenheit der Pilzbildungen wie überall also auch hier veranlasster, und gewiss nichts weniger als gleichgültiger Processe von der höchsten Wichtigkeit sind, verweise ich vor der Hand auf Pasteur's und de Bary's Arbeiten.

Denken wir uns aber die Pilze auf der lebendigen Darmschleimhaut, so gilt hierfür de Bary's Ausspruch, dass sie in den Organen des Wirthes, von deren Substanz sie sich ernähren, Störungen der normalen Entwicklung und Function, Krankheit und selbst Tod bewirken müssen. — Von den pflanzenbewohnenden Pilzen sind solche Vorgänge sehr genau bekannt, ich erwähne hier nur die Kartoffel-Krankheit durch das Peronospora infestans (Peronospora devastatrix), die Traubenkrankheit durch das Oidium Tuckeri, weitere Beispiele finden sich bei de Bary. Pag. 239 wird nun erwähnt, dass von den thierbewohnenden Parasiten wenigstens eine Anzahl Species als Erreger ebenso vieler specifischer Krankheitsprocesse betrachtet werden, so der Muscardinepilz (Botritis Bassiana) u. s. w. — „In diesen Puncten besteht also zwischen den thierischen und pflanzlichen Schmarotzerpilzkrankheiten eine vollständige Uebereinstimmung. Ob jene gleich den pflanzlichen auch jedes gesunde Individuum der geeigneten Nährspecies erkranken machen können, bedarf noch genauer Prüfung, zu welcher in den für die pflanzlichen Parasiten-Krankheiten dermalen gefundenen Thatsachen vielleicht Anregung und Anhaltspuncte gegeben sind." In letzterer Beziehung füge ich bei, dass die pflanzlichen Parasitenkrankheiten ansteckende Krankheiten sind. —

Auch Hallier erwähnt speciell von den Leptothrix-Bildungen Wirkungen, die er sich selbst als nichts weniger als unbedeutend für den thierischen Haushalt denkt, sonst würde er kaum so dringend die Reinhaltung des Mundes und der Zähne zumal bei Halsaffectionen anrathen. Hallier erwähnt, dass Pasteur beständig Pilzbildungen mit Vibrionen und Bacterien verwechselt, und ist — diese Richtigstellung vorausgesetzt — damit einverstanden, wenn Pasteur behauptet, dass Vibrionen die stickstoffhaltigen Substanzen in einfachere, aber immer noch complexe Verbindungen zerlegen, Bacterien aber dieselben zu Wasser, Kohlensäure und Ammoniak verbrennen. Alles diess vindicirt Hallier auch den Leptothrix-Bildungen.

Insofern nun die bei der Cholera asiatica im Darme vorfindigen Stoffe ganz vorzüglich leicht zersetzbar sind, wird es auch nicht leicht einen besseren Boden für Pilzentwicklung geben, zumal für eine solche Pilzentwicklung, welcher die Gegenwart von Sauerstoff sogar nachtheilig ist, wie diess für die Leptothrix-Bildungen behauptet wird.

Die Wucherung der Pilze führt also im Darmkanale in Folge der so ausnehmend günstigen Verhältnisse des Substrates ungeachtet der ungünstigen mechanischen Bedingungen zu massenhafter Anhäufung, und man wird nicht umhin können, aus diesem Umstande auf eine gewisse Selbstständigkeit dieser Wucherung zu schliessen.

Die Ungunst der mechanischen Verhältnisse muss also jedenfalls durch den günstigen Einfluss der vorhandenen chemischen Bedingungen bei Weitem überwogen werden. Damit wäre nun das eine Erforderniss der Möglichkeit einer Pilzwucherung im Darmcanale erwiesen.

Weniger günstig steht die Sachlage für das zweite Erforderniss, nämlich für den botanischen Nachweis eines Wucherungsprocesses. In unserer Darstellung der Entwicklung des Pilzes im Darmcanale haben wir als erste Entwicklungsstufe jene Staubhaufen kennen gelernt, welche sich entweder auf Epithel oder auf Darmschleim primär finden und dann zur Zoogloea Termo, Cohn heranwachsen. Ueber die Entstehung dieser bestaubten Haufen aber bin ich nicht im Stande etwas Näheres anzugeben. Es wurde schon mehrfach hervorgehoben, dass wir eben nicht in der Lage sind, die Leptothrix-Bildungen, welche eine Vegetationsstufe verschiedener niederer Pilze darstellen, genau zu bestimmen, weil man nur an den Fructifications-Organen der Pilze Unterscheidungsmerkmale für die einzelnen Species zu finden im Stande ist. Nun bringen es aber die Pilze im Darmcanale niemals zur Entwicklung von Fructifications-Organen, und es scheint somit eine eigentliche Fructification im Darmcanale nicht stattfinden zu können. Damit wäre nun allerdings die oben angeregte Frage über eine im Darmcanale stattfindende Wucherung kurzweg negativ erledigt.

In solchem Falle müsste nun entschieden angenommen werden, dass alle Sporen, welche sich in einem Cholera-Kranken finden, von aussen eingebracht worden sind, dass also, um einen anderen Ausdruck zu gebrauchen, das Individuum sich mit Pilzsporen inficirt hat; — man wolle mich nicht missverstehen, denn ich spreche hier nur von der Leptothrix-Infection, wie man etwa von Infection mit andern Pilzen spricht, ohne deshalb von vornherein die Erkrankung und den Parasit in unabweisliche causale Verbindung zu bringen.

Unmittelbar daran würde sich die Schlussfolgerung knüpfen, dass die Infection mit Leptothrix-Schwärmern vor dem Ausbruche der Cholera erfolgt sein müsse; denn während der Erkrankung selbst werden wohl Unmassen von Leptothrix-Schwärmern und Gliederreihen entleert, aber gewiss gar keine mehr aufgenommen. Es müssten also vor dem Ausbruche der Cholera sämmtliche später durch die Defaecation und das Erbrechen entleerten Sporen und Gliederreihen in Form von Sporen im Darmcanale vorhanden gewesen sein. Wir ständen also hier auf anderem Wege wieder vor der schon berührten Frage über die Infection mit Cholera und wären genöthigt anzunehmen, dass die Infectionszeit mit der Zeit der massenhaften Anwesenheit von Sporen im Darmcanale zusammenfalle, und so nahe es lag, den infectiösen Reiz in Beziehung zu bringen zu den Pilzbildungen, so wird sich auch hier unwillkürlich die Frage aufdrängen, ob, wenn schon in den Pilzbildungen selbst nicht das Wesen der krankmachenden Ursache gesucht und gefunden werden kann, die Pilzkeime nicht ein constantes Attribut jener krankmachenden Substanz darstellen.

Unerwähnt kann ich übrigens nicht lassen, dass es scheint, als gebe es eine Vermehrung der Pilzbildungen im Darmcanale in ihrer ersten Form, in ihrem ersten Entwicklungsstadium, welche aber keinen eigentlichen Fructifications-Vorgang darstellt, sondern eben nur als Vermehrung aufzufassen wäre. Cohn nämlich erwähnt von seiner Zoogloea Termo (vergl. pag. 17), dass durch ununterbrochene Quertheilung und Entwicklung der trennenden Substanz grössere Gallertkugeln und Gallerttrauben hervorgehen u. s. w. Ich habe oben von den Quertheilungen jener Gallertmassen gesprochen, und auch innerhalb derselben ein Heranwachsen der Stäubchen und Körnchen zu Bacterien und endlich zu kurzen Gliederketten erwähnt, und es kann somit in diesem Sinne von einer Vermehrung dieser Bildungen im Darmcanale gesprochen werden.

Ferner erwähnt Hallier[1]) vom Penicillium crustaceum: „Ist die Substanz (das Substrat der Pilze) in sehr heftiger Zersetzung durch Bildung von Milchsäure oder Fäulniss (nicht geistige Gährung) begriffen, so bilden die Schwärmer keine zusammenhängenden Glieder, sondern neue Schwärmer, oder richtiger Glieder, die sich sehr rasch vom Muttergliede trennen und einen Schwärmer entlassen. Die Substanz ist dann sehr bald erfüllt mit Schwärmern und einzelnen, sowie doppelten Gliedern." Mir scheint dieser Entwicklungsprocess auf die Leptothrix-Gliederketten angewendet werden zu können, in-

---

[1]) Arch. f. micr. Anat. II. pag. 70.

sofern sich bei diesen ebenfalls Gliederketten aus den Bacterienartigen Vorstufen bilden, und als diese dann einzelne Glieder abtrennen können, welche vielleicht wieder einer weiteren Bacterienähnlichen Entwickelung fähig sind. Ausser in dem mitgetheilten Citate Hallier's finde ich in der Morphologie und Entwicklungsgeschichte der Pilze kein Analogon für den letzteren Vorgang und beschränke mich deshalb auf vorstehende Andeutungen.

In Bezug auf die Zoogloea Termo, deren in botanischen Werken so weit ich mich umsehen konnte keine weitere Erwähnung geschieht, muss ich bemerken, dass ähnliche Bildungen bei den namentlich durch de Bary und Cienkowsky bekannten so höchst interessanten Myxomyceten (Schleimpilzen) vorkommen und zwar weise ich auf die Analogie mit dem sogenannten Plasmodium, obwohl ich bei Zoogloea niemals eine strömende Bewegung bemerkt habe, und andererseits in den Ruhezuständen der Plasmodien (Sclerotien) wieder keine weiteren Theilungen derselben beobachtet wurden.

Wenn ich nun in dieser Weise das quantitative Verhältniss der bei Cholera vorkommenden Pilzbildungen nach allen Richtungen auseinandergesetzt habe, so erhellt daraus meiner Meinung nach, dass wohl höchst wahrscheinlich beide der erwähnten Verhältnisse zusammenwirken, d. h. **dass eine bedeutendere Menge von Pilzbildungen bei den an Cholera-Erkrankten in den Verdauungscanal gelangte, und dass in demselben eine Vermehrung in dem oben angedeuteten Sinne stattfindet.**

Ich komme nun, soweit mir dies überhaupt als Nicht-Botaniker möglich ist, auf die **Qualität der vorgefundenen Bildungen** zu sprechen. Ich habe schon erwähnt, dass mit der Bezeichnung Leptothrix nach Hallier eigentlich so viel wie gar nichts gesagt ist, und dass man heutzutage die Leptothrix buccalis (Robin) als Gattung oder als Species aus der Mycologie gestrichen hat. Ich habe auch hervorgehoben, dass ausgezeichnete Botaniker andererseits die rückhaltlose Identificirung verschiedener Vegetationsformen nicht so unterschreiben, und dass nicht mir allein die Culturversuche Hallier's ungenügend erschienen zur positiven Aufstellung der berührten Sätze.

Von meinen Erfahrungen während der kurzen Zeit meiner bisher in dieser Richtung angestellten Untersuchungen aus kann ich schon bestimmt erklären, dass die im menschlichen Verdauungscanale vorgefundenen Pilzbildungen — um mich allgemein auszudrücken — durchaus nicht so uniform sind, dass man ohne weiters alle als Vegetationsformen eines und desselben Pilzes ansehen könnte. Ich möchte sogar noch etwas weiter gehen und behaupten, dass ich bei der Cholera asiatica immer der Hauptmasse nach Bildungen gefunden habe, welche ich in genetischen Zusammenhang bringen konnte, und ich glaube nicht, mit diesem Versuche den einzelnen Thatsachen Gewalt angethan zu haben; denn war ich in einer Beziehung präjudicirt, so war es in der, dass die Bacterien mit den Pilzen nichts gemein haben, dass sie eher in die Thierreihe als in jene des Pflanzenreiches einzuschalten sind, und nur der unmittelbare Nachweis des morphologischen Zusammenhanges klärte mich über meine frühere Meinung entschieden auf.

In anderer Beziehung wage ich die Behauptung, dass die Hauptmassen der in anderen Krankheiten vorfindigen Bildungen Verschiedenheiten zeigen, welche ich wenigstens vor der Hand berücksichtigt sehen möchte. Ich versuchte schon bei der kurzen Beschreibung dieser bei anderen Krankheiten vorfindigen Organismen darauf hinzuweisen, und habe hier noch hinzuzufügen, dass ich jetzt wieder einen Stuhlgang eines an Dysenterie Erkrankten untersucht und darin Bacterien in einer Menge gesehen habe, wie niemals zuvor. Die Bacterien aber sind alle entschieden schmäler und etwas länger als die von mir bei Cholera gefundenen, und ganz auffällig häufig waren dieselben in lange Ketten verbunden, wie ich dies schon bei mehreren dysenterischen Stühlen gefunden und darum auch schon am geeigneten Orte erwähnt habe. Trotz der Masse gerade dieser Bildungen war ich nicht im Stande, Gliederketten wie bei der Cholera zu finden, und für die Vermuthung, dass hier vielleicht eine andere Species, oder richtiger gesprochen, eine niedere Vegetationsform eines anderen Pilzes vorliegt, dürfte wohl auch der Umstand sprechen, dass auch die in Schleim gebetteten Bacterien-Häufchen bei Dysenterie eine reihenweise Anordnung der einzelnen Stäbchen in einer Weise zeigen, wie ich sie bei Cholera nie gesehen habe. Bei dem Umstande, dass die Cholera-Epidemie in Wien während der Zusammenstellung meiner Notizen erloschen zu sein scheint, wird es darum auch zunächst die Dysenterie sein, an welcher ich meine Untersuchungen fortsetzen kann.

Natürlicherweise entgeht mir Angesichts des Nachweises dieser Verschiedenheiten der vorgefundenen niedersten pflanzlichen Organismen der Umstand nicht, dass der Boden, das Substrat, bei Cholera und bei Dysenterie so verschieden ist, dass die Cholera zunächst und nahezu vorwiegend eine Erkrankung des Dünndarms, die Dysenterie eine Erkrankung des Dickdarms ist, und dass wohl auch der Patho-Chemismus der beiden Krankheiten ein wesentlich verschiedener sein wird. Da nun der Mutterboden von so wesentlichem Einflusse auf die Entwickelung von Pilzbildungen ist, so könnte ja immerhin auch die Verschiedenheit der angeführten Formen auf diesen verschiedenen Einfluss zurückgeführt werden. Das anzunehmen bin ich zwar aprioristisch nicht sehr geneigt; denn bei so einfachen Organismen kann sich die Verschiedenheit der speciellen Formen überhaupt — soweit unsere jetzigen optischen Behelfe erkennen lassen — neben Längen- und Dickeverhältnissen nur um die Art der Verbindung und Ordnung z. B. der Gliederketten oder Bacterien bewegen, aber endgiltig kann die Frage wieder nur durch Culturversuche gelöst werden, welche mit der gehörigen Vorsicht angestellt sind.

Ich erwähne hier die Milzbrand-Bacterien, jene stäbchenartigen Körperchen, welche von Brauell und Davaine genauer untersucht und als die Ursache des Milzbrandes seitdem ziemlich allgemein angenommen wurden. Falke[1]) berichtet: „Delafond kommt zu dem Schlusse, dass höchst wahrscheinlich in dem lebenden Blute milzbrandkranker Thiere sich einige Zeit vor dem Tode Fäden pflanzlicher Natur entwickeln, die unter günstigen Umständen in dem herausgelassenen Blute wachsen, und ein Mycelium von zahlreichen getrennten Fäden bilden können. Diese Fäden sind als Algen aus der Gattung Leptothrix (Kützing) zu betrachten. Die Species ist jedoch noch zu bestimmen (wahrscheinlich Leptothrix buccalis, Ro-

---

[1]) Bericht über die Thierarzneiwissenschaft. Schmidt'sche Jahrb. Bd. 114. pag. 131.

bin). Wie diese Stäbchen in das Blut kommen, ist noch unklar; wahrscheinlich sind sie in faulenden vegetabilischen oder thierischen Stoffen enthalten, welche mit dem Getränke in den Körper gelangen. Delafond versichert, dass $\frac{1}{20}$ Tropfen Blut, worin sich eine sehr kleine Menge von Stäbchen befindet, im Stande ist, den Milzbrand hervorzubringen, und mit ihm eine unglaubliche Vermehrung der Stäbchen. — Leisering sagt im Dresdner Bericht f. 1860, dass man nach den vorliegenden Beobachtungen mit Recht annehmen könne, dass im Milzbrandblute diese eigenthümlichen Körperchen stets vorkommen. Er habe jedoch dieselben auch bei vier Schweinen gefunden, welche an ausgeprägtem Typhus litten, der mit Darmgeschwüren, geschwellten Follikeln, blassgraulicher Färbung der Muskeln und keiner Blutüberfüllung der Eingeweide einherging."

Die Milzbrand-Bacterien oder, wie Davaine sie nennt, Bacteridien, sollen also ebenfalls Leptothrix buccalis sein, und die Infection also durch Getränke oder durch Einathmung der Schwärmer von Penicillium entstehen?

Davaine[1]) beschreibt die Bacteridien als gerade, starre, freie cylindrische und nie verzweigte Fäden, welche an ein oder zwei Stellen (auch 3 und 4 Stellen je nach ihrer Länge) stumpfwinklig gebogen sind, keine spontane Bewegung besitzen, bei sehr starker Vergrösserung Spuren einer Theilung in Segmente erkennen lassen, ausserordentlich dünn und gewöhnlich 0,004—0,012 Mm. lang sind. In gewissen Fällen erreicht eine grosse Anzahl selbst 0,05 Mm., ohne dass sie sich jedoch sonst von den kurzen unterschieden; in anderen, aber viel selteneren Fällen sind alle Filamente ausserordentlich klein, und die längsten sind kaum länger als 0,003—0,004 Mm. — Ich habe die Bacterien bei Cholera nur bis zu 0,003 Mm. lang gefunden, sie sind also kleiner als die kleinsten beim Milzbrande im Blute nachgewiesenen Stäbchen.

Davaine giebt ferner ausdrücklich an, dass die Zahl der Bacteridien bei verschiedenen Individuen sehr verschieden ist, bei den einen finden sie sich zu Myriaden, bei anderen wieder nur sehr

---

[1]) Gaz. méd. de Paris 32. 1863 u. 30. 1864. — Schmidt's Jahrb. 1865. Bd. 128. pag. 38.

spärlich, wenigstens in den grossen Gefässen; denn das Blut in den Capillaren enthält sie gewöhnlich in sehr reichlicher Menge. Und dessenungeachtet wird als entschieden angenommen, dass der Tod in Folge der Einwirkung dieser Bacteridien auf das Blut zu Stande komme. Es mag also eine unbedeutende Quantität der Bacterien hinreichend sein, vermöge der diesen Pilzbildungen innewohnenden Eigenschaft organische Substanzen zu zersetzen (Gährungsprocesse einzuleiten), im Blute solche chemische Veränderungen hervorzurufen, dass in Folge dessen der Tod eintritt.

Ein weiterer Nachweis, wie nahe verwandt die bei Milzbrand gefundenen Bacterien den bei Cholera nachgewiesenen Bildungen sind, wird gewiss nicht verfehlen, die Wichtigkeit des Studiums dieser kleinsten Organismen für die menschliche Pathologie ebenfalls zu beleuchten. Brauell in Dorpat rechnet zwar die Bacterien zu den Vibrionen, stellt aber ihre Entwickelungsgeschichte in einer Weise dar, welche gar nicht erlaubt, anders zu schliessen, als dass diese Bildungen in eine und dieselbe Kategorie mit den von mir beschriebenen Pilzbildungen zu stellen sind. Ein Vergleich der hier folgenden Angaben mit der von mir früher gegebenen Schilderung der Entwickelung der Bacterienhaufen zu Gliederketten wird das am besten darstellen.

Brauell[1]) schreibt: „Es kommt zuweilen, wenn auch selten der Fall vor, dass die stäbchenförmigen Körper des Milzbrandblutes an den nächsten Tagen nach dem Tode der Thiere, zuweilen schon am zweiten Tage, häufiger nach 4—5 Tagen in Molecüle zerfallen. Ist dies geschehen, so sieht man nach weiterem Verlauf von 1—2 und mehr Tagen hier und da Molecüle zu 2—3, später zu 4—5 und mehr linear aneinandergereiht, welche Vibrionen mit selbstständiger Bewegung darstellen. Die Länge der Vibrionen nimmt allmählig immer mehr zu, so dass man bis zu einer bestimmten, nicht genau anzugebenden Zeit sehr lange Exemplare mit schlängelnder Bewegung neben anderen kürzeren sieht; und ebenso nimmt die Zahl derselben mehr und mehr zu in dem Maasse als sich die Moleculärmasse vermindert. Die bewegungsfähigen Vibrionen des Milzbrandblutes können also auch durch lineares An-

---

[1]) Virchow's Archiv Bd. XIV. 1858. pag. 454.

einanderreihen von Molecülen entstehen." Ich brauche hier wohl kaum ausdrücklich hinzuzufügen, dass der Vorgang ganz derselbe ist wie der von mir geschilderte, die Körnchen, welche Brauell Molecüle nenut, entstehen durch Zerfall der Bacterien und daraus gehen die kurzen und später die längeren Gliederketten hervor, welche nun wieder zu Bacterien heranwachsen können. Auch die Theilung der Bacterien durch Knickung hat Brauell und vor ihm Weisse in Petersburg [1]) beobachtet.

Neuester Zeit hat Brauell sich dagegen verwahrt, dass auch sein Name dazu benützt werde, das Uebergreifen französischer Theorie auf deutschen Boden zu unterstützen, und einiges mitgetheilt, was allerdings seine Auffassung von jener Davaine's einigermassen abweichend erscheinen lässt.

Brauell findet noch keinen logisch zwingenden Grund für die Ansicht, dass die stäbchenförmigen Körper, über deren Entwicklung und Fortpflanzung nichts Thatsächliches bekannt sei, die Ursache des Milzbrandes seien, stimmt aber mit Davaine's Gegnern Leplat und Jaillard nicht überein, wenn diese behaupten, dass die stäbchenförmigen Körper des Milzbrandblutes nur zufällige Bestandtheile desselben seien; denn sie sind ganz constante Begleiter. Brauell findet in den Impfversuchen u. s. w. den Beweis nicht hergestellt, dass die stäbchenförmigen Körper die inficirende Substanz sind und fragt, ob nicht ein anderer Bestandtheil des Blutes das Contagium enthält, welches sich neben den stäbchenförmigen Körpern und unabhängig von ihnen entwickeln kann. Gegen Davaine wird ferner behauptet, dass das Erscheinen der stäbchenförmigen Körper den Krankheitssymptomen keineswegs immer vorausgeht, und Brauell fand, dass durch Einimpfung von Milzbrandblut, welches, einem lebenden Thiere entnommen, noch keine Spur von stäbchenförmigen Körpern enthielt, bei zwei Fällen tödtlicher Milzbrand erzeugt wurde, und im Blute beider Fälle stäbchenförmige Körper sich fanden. In dieser Weise will Brauell bewiesen haben, dass durch Einimpfung von Milzbrandblut, welches keine stäbchenförmigen Körper enthält, Milzbrand erzeugt werden

---

[1]) Bullet. de la classe phys.-mathém. de l'Acad. Imp. des sciences de St. Petersbourg. 1845. T. III. pag. 335.

könne. Doch hebt er hervor, dass er ein sehr grosses Gewicht auf diese Bacterien lege und den innigen Nexus derselben mit dem Milzbrand anerkenne und betone.

Am Schlusse seiner Mittheilung heisst es: „Ich habe nachgewiesen, dass Signol in den Fällen, wo er stäbchenförmige Körper im Blute fand, in der That Milzbrand vor sich hatte, dass er denselben aber zu diagnosticiren nicht im Stande war, dass er denselben mit typhöser Diathese, Influenza etc. verwechselte. Und erledigt sich demnach durch diesen Nachweis die als ungerechtfertigter Einwand gegen Davaine benutzte Behauptung Signol's, dass die stäbchenförmigen Körper, dieselben, durch welche sich das Milzbrandblut characterisirt, auch bei andern nicht zur Milzbrandgruppe gehörigen Krankheiten vorkommen, eine Behauptung, welche auch von Anderen aufgestellt, aber bis jetzt noch nicht bewiesen worden, weil der Beweis fehlt, dass die bei anderen Krankheiten im Blute gefundenen stäbchenförmigen Körper mit denen des Milzbrandblutes identisch waren."[1])

Man sieht aus dem Mitgetheilten, dass Brauell der Auffassung Davaine's trotz alledem näher steht, als jener seiner Gegner, und nach seinem eigenen Ausspruche nur ausweichen wollte der Gefahr, welche zu eiliges Theoretisiren mit sich bringt. Ich kann mich jedoch angesichts der Wichtigkeit der Entscheidung dieser Fragen auch für die menschliche Pathologie nicht enthalten, zu Brauell's Mittheilung einige Bemerkungen zu machen. So gut Davaine's Impfversuche mit Blut nicht beweisen, dass gerade die stäbchenförmigen Körper die Träger des Milzbrandcontagiums sind, so wird denn doch auch mit Brauell's angeführtem Impfversuch an zwei Fällen die Ansicht Davaine's nicht so entschieden über den Haufen geworfen. Wenn wir die Fragen anders formuliren, dürften Brauell's Antworten eher dazu dienen, Davaine's Untersuchungen und Theorien zu vervollständigen. Wir fragen, wie denkt sich Brauell gerade bei seinen Impfversuchen an den beiden Fällen die stäbchenförmigen Körper in das Blut gelangt, in welchem sie sich ja doch nach der Impfung gefunden haben? Die Frage

---

[1]) Virchow's Archiv. Bd. XXXVI. pag. 292. 1866.

lässt sich zumal bei dem Umstande, als Brauell selbst die Bacterien als constante Begleiter des Milzbrandblutes erklärt, nur in zweierlei Weise beantworten. Man muss entweder annehmen, dass die Milzbrand-Krankheit solche Gewebsveränderungen bewirkt, dass dadurch gewöhnlich z. B. im Darmcanale vorhandene Bacterien in das Blut gelangen können, oder aber man müsste denn doch vermuthen, **dass mit dem eingeimpften Blute auch Bacterien eingeimpft wurden.** Die erstere Annahme ist mehr als unwahrscheinlich, denn sie setzt die constante Anwesenheit von Bacterien im Darmcanale voraus und weiter postulirt sie eine dem Milzbrand eigenthümliche Veränderung im Darmcanale, durch welche **nicht nur Bacterien überhaupt, sondern sogar eine bestimmte Species derselben in das Blut gelangen können oder eigentlich müssen** — denn Brauell spricht ja selbst davon, dass es nichts weniger als bewiesen ist, dass die bei andern Erkrankungen im Blute vorkommenden Bacterien auch identisch sind mit jenen des Milzbrandblutes, woraus zu entnehmen, dass er letztere für ganz specifische Formen hält.

Wenn ich nun trotz Brauell's Erklärung **Bacterien-freies Milzbrandblut geimpft zu haben,** die zweite Annahme für die richtigere halte, so bin ich auch überzeugt, dass in dem zur Impfung benützten Blute keine Bacterien vorhanden waren; denn sonst hätte Brauell sie nicht übersehen können. Dass aber **Bacterien-Keime in diesem Blute nicht enthalten waren,** davon kann ich nicht überzeugt sein, und muss dies sogar als das Wahrscheinlichere bezeichnen. Brauell selbst lässt ja die Bacterien in Molecüle zerfallen und aus diesen neue Bacterien hervorgehen; wie will er nun den Nachweis führen, dass sich solche Molecüle nicht in dem eingeimpften Blute fanden? Ich bin selbst genügend geübt mit dem Microscop, um sagen zu können, dass ein solcher Nachweis mit dem Microscope zu den Unmöglichkeiten gehört, und dass nur Culturversuche mit solchem Blute angestellt als unzweifelhafte Control-Untersuchungen betrachtet werden können. Dass bei solchen Controlversuchen möglichst die Bedingungen, unter welchen sich sonst Bacterien entwickeln, gegeben sein müssen, versteht sich von selbst; es muss also das Blut in der entsprechenden Temperatur erhalten bleiben u. s. w. Ich würde zu derlei Versuchen meinen später zu beschreibenden Apparat dringend empfehlen.

Man dürfte es ferner kaum als zu eiliges Theoretisiren auffassen, wenn ich die Meinung ausspreche, dass ein Uebergang von Bacterien als solchen in das Blut schwer gedacht werden kann, sowie dass es viel wahrscheinlicher ist, dass dieselben in jener Molecüleähnlichen Vorstufe ihrer Entwickelung — oder wie ich geradezu sagen möchte, als Sporen in den Kreislauf gelangen, um sich dann dort weiter zu entwickeln.

Mit dieser Auffassung könnte nun allerdings auch wieder Pasteur's Theorie von der Fermentwirkung in Betracht kommen; denn gerade in den niederen Vegetationsformen der Pilze finden sich ja jene Bildungen, welche man als Hefezellen u. s. w. bezeichnet.

Für eine gewisse Auffassung der Entstehung der Cholera — oder vielleicht nur ihrer Erscheinungen sind die Erledigungen dieser Fragen von höchster Wichtigkeit und darum halte ich dieses detaillirte Eingehen für geboten.

Ob nun die Bacterien beim Milzbrand die Träger des Contagiums sind oder nicht, so ergeben sich bei dem Umstande, als dieselben sich constant im Milzbrandblute finden, die nächst weiteren Aufgaben von selbst.

Es entsteht zunächst für den Milzbrand die Frage, auf welchem Wege die Bacteridien Davaine's in das Blut gelangt sein konnten, und wie erwähnt, haben Davaine und Delafond nur ausgesprochen, dass die Keime dieser Bildungen durch Getränke in den Körper gelangen, welchen faulende thierische oder vegetabilische Substanzen beigemischt sind. Es handelte sich also zunächst um die Art und Weise der Aufnahme dieser Substanzen vom Verdauungscanale aus, und es tritt hier die schon oft ventilirte Frage von der Möglichkeit des Ueberganges fester Körper zunächst in die Chylus- und vielleicht auch in die Blutgefässe des Darms auf. Es ist bekannt, welche Phasen diese Frage von Herbst (1844) bis heute durchgemacht hat. Herbst[1]) wollte sogar Stärkemehlkörnchen in den Chylusgefässen gesehen haben, Oesterlen constatirte die Aufnahme von Quecksilberkügelchen und Kohlenstaub, Eber-

---

[1]) Ueber das Lymphgefässsystem und seine Verrichtung. Göttingen 1844.

hard jene von Flores sulfuris, Weber und Bruch von Fetttröpfchen u. s. w. Brücke[1]) stellte die Behauptung auf, dass die kleinsten Partikelchen in das Cylinderepithelium des Darms hineintreten, und von da aus durch die poröse Basal-Membran zunächst in wandungslose Räume des Zottengewebes, dann in die Chylusgefässe und endlich in das Blut gelangen, und Heidenhain[2]) fand, dass die Cylinderzellen des Darmepithels sich an ihren unteren Enden zu sogenannten Ausläufern verjüngten, und suchte durch Fettfütterung wahrscheinlich zu machen, was direct nicht nachzuweisen war, dass diese Ausläufer continuirlich in die Ausläufer der Bindegewebszellen des subepithelialen Gewebes übergingen, so dass auf diese Weise ein System mit selbstständiger Wandung versehener Hohlgänge dargestellt würde, welches als präformirter Weg für das Fett zu betrachten sei.

Rindfleisch, welchem ich diese Literatur-Angaben entnehme, hat in einer von der königlich dänischen Gesellschaft der Wissenschaften gekrönten Preisschrift ausgesprochen, dass der Uebergang fester Bestandtheile auf den genannten Wegen in die Blutmasse bei völliger Integrität der Darmwand und ihrer einzelnen Elemente unmöglich sei, und dass es sich, falls sich solche Vorgänge ereignen, immer um ein gewaltsames mit Zerreissung der betreffenden Membranen einhergehendes Eindringen, nicht um eine Ueberführung der Partikelchen auf präformirten Wegen handelt[3]). Neuester Zeit aber scheint es, als ob die Mehrzahl der Physiologen die Meinung verträte, dass denn doch offene Lumina von Canälen existiren, welche dann mit den eigentlichen Lymphgefässstämmen sehr bald in Verbindung treten, und dass auf diese Weise denn doch der Uebergang fester Partikelchen in die Säftemasse ermöglicht sei. Von ganz besonderer Wichtigkeit ist nun die in ganz neuester Zeit publicirte Entdeckung Letzerich's[4]), dass zwischen den Cylinder-

---

[1]) Denkschr. der math.-naturw. Cl. d. Acad. d. Wissensch. VI. Bd. Wien 1852.
[2]) Die Absorptionswege des Fettes. Moleschott's Untersuchungen zur Naturlehre des Menschen und der Thiere. Bd. IV.
[3]) Virchow's Archiv Bd. XXII. 1861. pag. 260 u. f.
[4]) Ueber die Resorption der verdauten Nährstoffe im Dünndarm. Virchow's Archiv. Bd. XXXVII. pag. 232. 1866.

zellen des Darmrohres grosse, rundlich birnförmige Gebilde eingeschaltet sind, welche von ungemein deutlichen, sofort in die Augen fallenden Contouren begrenzt sind — die sogenannten Vacuolen. Sie gehen in ebenso deutlich contourirte Schläuche über, welche unter dem Epithel im Bindegewebe der Zotte ein mehr oder weniger weitmaschiges Netz bilden, und in das centrale Chylusgefäss einmünden. Es sind dies also die offenen Anfangstheile der Resorptions-Organe, durch welche sowohl die Fette als auch die verdauten Eiweisskörper in die Säftemasse des Körpers übergeführt werden.

Ich habe nur mehr einen Cholera-Fall untersuchen können, nachdem mir das Heft des Archiv's zukam, und suchte, nachdem Letzerich selbst angiebt, dass diese Vacuolen fester am Zottengewebe hängen als die Epithelien, ob nicht diese Gebilde an den Zotten zu finden wären. Ich habe aber nichts davon gesehen, nur ist mir aufgefallen, dass, obwohl die Zotten nach oben zu von einem einheitlichen Contour abgegrenzt waren, über denselben in Abständen, welche etwa den von Letzerich angegebenen der Vacuolen entsprechen, stäbchenförmige kurze meist gerade oder etwas gebogene Fäserchen mit doppeltem Contour und etwas rissig aussehendem Ende hervorragten. Sollten das vielleicht die collabirten Anfänge der Schläuche gewesen sein, von denen die Vacuole abgerissen war?

Wenn nun überhaupt feste Partikelchen in die Chylusgefässe eindringen können, so muss dies um so leichter für bewegliche Elemente von so ausserordentlicher Kleinheit wie die Schwärmsporen sie darstellen zur Geltung zu bringen sein. Um nun weiter noch die Möglichkeit des Eindringens in das Blut annehmen zu können, müssen auch die Lymphbahnen innerhalb der Lymphdrüsen noch sufficient sein für den Durchmesser der Schwärmsporen, und das kann angenommen werden; denn die letzteren sind durchaus viel kleiner als z. B. die Zinnoberkügelchen, welche man bei Tätowirung des Armes in den Lymphdrüsen der Achselhöhle findet. Bacterien dürften aber kaum geeignet sein, diese Bahnen zu passiren, und nachdem unter allen Umständen die Generatio aequivova für derlei Bildungen ebenfalls zurückgewiesen werden muss, und sich nachweislich im Milzbrandblute Bacterien finden, gelangt man auch auf diesem Wege zu dem Schlusse, dass die im Blute milzbrandkranker Thiere sich constant findenden stäbchenförmigen Organismen auf einer früheren Entwicklungsstufe in das Blut gelangt sein müssen.

Wenn ich in vorliegender Arbeit, welche sich zunächst mit der Cholera beschäftigen soll, auf die Pathologie des Milzbrandes so viel Gewicht lege, so geschieht dies in Folge eines Befundes, welcher mich leider schon am Ende der Epidemie auf eine Reihe anzustellender Experimente aufmerksam machte, zu welchen mir nur das Material mangelte. Nur in einem Falle noch und auch da nur höchst unvollkommen konnte ich experimentiren, und der Erfolg des Experimentes, so wenig beweiskräftig er auch immerhin sein mag, fordert zu Erneuerung solcher Versuche auf, sobald sich wieder die Gelegenheit dazu bietet.

Ich fand bei einer im asphyctischen Stadium verstorbenen jungen kräftigen Tagelöhnerin die Mesenterial-Drüsen etwas grösser geschwellt als gewöhnlich, und untersuchte dieselben mit der grösstmöglichsten Vorsicht. Das Ergebniss war eine Vermehrung der zelligen Elemente und daneben eine nicht unbeträchtliche Anzahl von Schwärmsporen. Ich untersuchte nun mehrere Lymphdrüsen, welche um den Stamm der Art. coeliaca herum lagen und gleiche Schwellungen zeigten, und fand auch in diesen eine wenn auch nicht so beträchtliche, doch immerhin beachtenswerthe Zahl von kleinen Sporen. Die Untersuchung des Blutes fiel — ich will sagen negativ aus, obwohl ich in einem Präparate Schwärmsporen sah, doch will ich gerade dieses Präparat nicht für beweiskräftig erklären aus einem in der Herstellung desselben liegenden Grunde, welcher die Möglichkeit nicht ausschliesst, dass ich die Sporen selbst hineinbrachte.

Dessenungeachtet wollte ich das Blut in der Weise auf Sporen untersuchen, dass ich die etwa vorhandenen zur Keimung brächte. Da mein Apparat zu dieser Zeit erst in der Zeichnung fertig war, so musste ich mir helfen wie ich konnte — und wie sich viele Mycologen geholfen haben, jedoch naturlicherweise nicht ganz vorwurfsfrei, sofern sie dabei Versuche als exacte ausgegeben und sich zu Schlüssen berechtigt gesehen haben.

Ich nahm zwei etwa 6 Unzen haltende Präparatenfläschchen mit eingeriebenem Glasstöpsel und gab in jedes etwa eine Unze

Syrup hinein. Der Syrup war vorher in einem Kolben zur Siedhitze gebracht worden, die Präparaten-Fläschchen waren mit siedendem Wasser ausgewaschen, dann geleert worden und standen nun mit einer gleichfalls mit Spiritus sorgfältig abgeputzten Glasplatte bedeckt am heissen Herde. Nachdem ich den Syrup in die Fläschchen gegeben hatte, verschloss ich dieselben, nachdem ich mit gleichfalls ausgekochtem Leinöl die Stöpsel bestrichen hatte, und brachte sie in die Nähe der Leichen, und zwar eines Cholerafalles und eines an Tuberculose der Lungen und tuberculöser Darmphthise gestorbenen jungen Mannes. Bei beiden Leichen beobachtete ich nun dasselbe Verfahren. Ich legte eine Armvene (die Mediana basilica) blos, präparirte sie eine Strecke weit los, schnitt dieselbe an ihrer Einmündungsstelle ab und legte sie auf den Rand eines geöffneten Fläschchens. Auf diese Weise gelang es mir auch von der Cholera-Leiche einige Tropfen dunkles Blut auf den Syrup zu bringen, aus der Leiche des Tuberculösen etwas mehr. Ich verstopfte augenblicklich die beiden Fläschchen, und stellte sie nebeneinander in meinem Arbeitszimmer ans Fenster.

Die ersten sieben Tage zeigte sich keine Veränderung, ausser der von mir vielleicht erst später bemerkten Farbenunterschiede; das Cholera-Blut, welches sich sowie das des Tuberculösen mit dem Syrup nach und nach völlig zu einer gleich gefärbten Flüssigkeit gemischt hatte, war mehr bräunlichroth, während das des Tuberculösen immer noch schön roth war. Am achten Tage bemerkte ich im Cholera-Blute eine Trübung am Boden des Gefässes, während am Rande der Oberfläche sich ein bei Neigung des Fläschchens am Glase haftender sulziger vollkommen klarer Ring zeigte. Ich öffnete das Glas nicht, bis ich am 12ten Tage beobachtete, dass die Trübung nach und nach von unten herauf gewachsen war, jedoch so, dass sich unten die trübste und zugleich entfärbt aussehende Schichte zeigte. Ich öffnete nun und nahm schnell mit einer Glasröhre etwas vom Inhalte heraus, das Fläschchen wieder verschliessend. Die microscopische Untersuchung ergab eine ziemliche Menge von Schwärmsporen kleinster Gattung, dann aber der Hauptmasse nach Leptothrix-Hefezellen und längere und kürzere Myceliumfäden von sehr bedeutender Kleinheit, mit eingeschlossenen Schwärmsporen (oder Kernen), welche sich sehr lebhaft bewegten.

Fructificationsorgane jedoch konnte ich nicht finden trotz sorgfältigsten Suchens.

Der Syrup mit dem Blute des Tuberculösen war am 12. Tage noch so vollkommen klar wie am ersten, keine Spur einer Trübung zu bemerken. Ich nahm nun ein drittes sorgfältig gereinigtes Fläschchen, schüttete die Hälfte des Syrups mit dem Blute des Tuberculösen in dasselbe, liess dieses dritte Fläschchen 24 Stunden unverschlossen neben den andern beiden stehen und verschloss dann dasselbe ganz ebenso wie die beiden anderen. Am fünften Tage nach dieser Manipulation bemerkte ich an der Oberfläche der Flüssigkeit kleine rundliche Trübungen und in kurzer Zeit hatte sich ein sehr schöner Rasen von grösstentheils Penicillium glaucum mit besonders prächtigen Kapseln (Sporangien) gebildet. Die unter der Rasendecke befindliche Flüssigkeit ist noch heute sehr schön roth und vollkommen klar. In der andern Hälfte der Flüssigkeit, welche in dem zweiten Fläschchen sich befindet, und welches nur einmal auf einen Augenblick (zum Uebergiessen) geöffnet und seitdem immer verschlossen war, ist weder macroscopisch noch microscopisch die Spur einer Pilzbildung zu erkennen.

Der Syrup mit dem Cholerablut stellt jetzt eine schmutzig bräunlich rothe völlig trübe Flüssigkeit dar, welche einen förmlichen hefeähnlichen Bodensatz zeigt. Zur Fructification haben es aber diese Pilzbildungen auch heute noch nicht gebracht, und die ziemlich langen aber äusserst schmalen Myceliumfäden sind durchaus vegetativer Natur.

Wenn der unzweifelhafte Nachweis von Pilzbildungen im Blute der Cholera-Kranken in ähnlicher Weise gelänge, wie jener beim Milzbrand, so wäre damit wohl der wichtigste Schritt in der Erforschung des Wesens der Erkrankung geschehen. Die Wirkung dieser niederen Pilzformen auf ihr Substrat ist eine viel zu constante und intensive, als dass man in diesem Falle den Pilzen selbst ihre Bedeutung für das Wesen des ganzen Processes absprechen könnte. Damit gelänge es dann auch, die Symptomatologie der Cholera in causalem Zusammenhange abzuhandeln, was bis jetzt bekanntlich nicht möglich ist. Ich muss meine Ueberzeugung dahin aussprechen, dass bei Cholera ein desquammativer Entzündungsprocess der Darmschleimhaut constant gefunden werde, und immer auch mit äusserst excessiver Transsudation vergesellschaftet sei; doch bin ich weit entfernt davon anzunehmen, dass die Cholera ein desquammativer Entzündungsprocess der Darmschleimhaut sei — das Wesen der Seuche muss in noch andern Dingen als in der localen Darmaffection gesucht werden, welche übrigens durchaus nicht die einzige constante anatomisch nachweisbare Veränderung darstellt.

Wenn wir nun überhaupt auf die constant bei Cholera ausser der Darmaffection vorkommenden anatomischen Veränderungen Rücksicht nehmen, so haben wir die Verfettung der Leber und den Catarrh der Harucanälchen der Niere, welcher ebenfalls zu Verfettung des Epithels, Desquammation desselben und endlich zu parenchymatöser Entzündung führen kann.

In Bezug auf die Leber muss ich hervorheben, dass ich immer eine Verfettung der Leberzellen, manchmal in einem Grade vorgefunden habe, der mir sehr auffiel. In dem letzten Cholerafalle, den ich obducirt habe, waren nahezu nur noch Trümmer von Leberzellen mehr zu sehen, und das microscopische Bild glich beinahe jenem bei der sogenannten acuten Leberatrophie. Im Allgemeinen muss ich auch aufmerksam machen auf die ausserordentliche Häufigkeit des Vorkommens von zweikernigen Leberzellen. Es ist mir nicht bekannt, dass dies schon irgendwo erwähnt wurde und die Thatsache ist unbestritten und auffällig.

Was die Nieren betrifft so habe ich Virchow's Entdeckung des Vorkommens des Catarrhs der Harucanälchen vollkommen bestätiget gefunden, ebenso auch gefunden, dass namentlich beim Uebergange in das Cholera-Typhoid und in demselben tiefer eingreifende parenchymatöse Störungen bis zur exquisiten parenchymatösen Nephritis vorkommen.

Doch muss ich mit aller Entschiedenheit sowohl für die beobachteten Veränderungen des Leberparenchyms als auch jene der Nieren erklären, dass die Grade dieser Störungen ausserordentlich verschieden sind, und dass die graduellen Unterschiede derselben in keiner Paralelle stehen mit dem Grade der Cholera-Erkrankung, dass also die kurz erwähnten Veränderungen nur Begleiter der Cholera sind, und zum Wesen der Erkrankung ebensowenig gehören als die Fettleber zur Lungentuberculose oder der Harncanälchen-Catarrh zum Scharlach, wenn Letzteres auch neuester Zeit wieder behauptet wurde.

Es bleibt also auch nach Berücksichtigung dieser Momente nichts anderes übrig, als den Hauptangriffspunct für die krankmachende Ursache bei der asiatischen Cholera in den Darmcanal zu verlegen. Dort findet die Reizung statt, und dort folgt der Reizung die Entzündung.

Die Darmentzündung bei Cholera ist nun ohne allen Zweifel eine ganz specifische, eine Entzündungsform, wie sie bei keiner andern Erkrankung vorkommt. Das Characteristische bei dieser Entzündung liegt entschieden im Exsudat. Virchow erwähnt hierüber [1]): „Fragen wir nach alle dem, was nun eigentlich characteristisch ist für Cholera, wo sie in dieser Form auftritt, so müssen wir sagen, es ist das eigenthümliche Exsudat mit den consecutiven Veränderungen, welche es an den Epithelien und an der Schleimhaut selbst hervorbringt. Die Schleimhaut kann dabei Zustände der Hyperaemie darbieten, die bis zur äussersten Erweiterung und Anfüllung der Gefässe und selbst bis zur interstitiellen oder freien Extravasation sich steigern, allein sie kann auch ganz blass und anämisch sein. Ihre Epithelien können abgelöst und ihre Zotten aufgequollen sein, allein das Epithel kann auch festhaften und die Zotten können relativ normal sein. Das Constanteste nächst dem Exsudate ist die psorenterische Eruption, die Anschwellung der Follikelapparate. Virchow kann nach seinen Erfahrungen nicht so weit gehen, wie Andere das gethan haben, die Follikelveränderung als das ganz Constante zu beachten; denn er sah Fälle von unzweifelhafter Cholera im Stadium algidum, wo die Follikel keine wesentlichen Veränderungen, keine Grössen- und Farbenverschiedenheiten zeigten."

Völlig einverstanden mit dem Citirten will ich auch dasselbe, was von dem Follikelapparate des Darmcanals gesagt ist, auf die Mesenterial-Lymphdrüsen ausgedehnt wissen. Auch diese sind

---

[1]) Kritik der Anatomie pathologique du Choléra Morbus; par N. Pirogoff. St. Petersbourg 1849. — Schmidt's Jahrbücher. Bd. 73. pag. 371. 1852.

durchaus nicht constant geschwellt oder in ihrer Färbung verändert, wie dies von manchen Seiten ebenfalls behauptet wird. —

Dieser ganz specifischen Darm-Entzündung muss eine ganz specifische Ursache zu Grunde liegen, und der contagiöse Reiz muss demnach zunächst auf den Darmcanal wirken. Ich schliesse mich gerne jenen Pathologen an, welche die Möglichkeit der Infection durch die Nahrung, hauptsächlich aber durch das Getränk gelten lassen. Wenn in einem grösseren Hause, dessen Bewohner alle von demselben Brunnen trinken, Cholerafälle in bedeutender Anzahl auftauchen, und von dem Momente an, wo der Brunnen verschüttet wird, auch nicht ein einziger Cholerafall mehr in diesem Hause vorkommt; wenn in einem andern Hause gerade jene Parteien von Cholera befallen werden, welche ihr Trinkwasser aus einem Brunnen schöpfen, welcher in nächster Nachbarschaft einer Senkgrube steht, und zu diesen zwei Thatsachen aus der letzten Epidemie eine Reihe von ähnlichen aus dieser und aus früheren Epidemien angeschlossen werden können, dann meine ich wohl, dass die Logik sehr einfach ist. J. Simon erzählt, dass aus den Häusern in London, welche mit einem Flusswasser versorgt werden, das da geschöpft wird, wo der Fluss schon einen grossen Theil der Londoner Cloaken aufgenommen hat, 13 p. Mille der Bewohner an der Cholera starben, während aus den sonst unter durchaus gleichen Verhältnissen befindlichen Häusern, die ein nicht verunreinigtes Wasser benützen nur 3 p. Mille starben. Griesinger[1]) bemerkt: „Es ist aber auch möglich, dass das Trinkwasser nicht die giftige Substanz zu führen braucht, sondern dass zur Zeit einer Cholera-Epidemie der Genuss eines überhaupt verdorbenen, faulende Substanzen enthaltenden Wassers als diaetetische Schädlichkeit wirkt und hiermit zu einer starken Hilfsursache wird."

Griesinger spricht sich entschieden dafür aus, dass für die eigentliche Ursache der Cholera die vollkommene Specificität auf das Strengste gewahrt werden müsse. Pettenkofer hat die Cholera-Infection durch die Auslecrungsstoffe bewiesen — und Griesinger erwähnt, dass eine rasche und mächtige Reproduction

---

[1]) Infectionskrankheiten. Virchow's Handb. der spec. Pathologie und Therapie. Bd. II. 2. Abth. pag. 268.

und Vermehrung des in den Ausleerungen enthaltenen giftigen Stoffes mittelst der Faecalmaterien zu geschehen scheint, denen sie an den entsprechenden Orten beigemischt werden; es scheine als ob zuweilen der ganze Inhalt eines Abtrittes durch die hineingekommenen Cholera-Excremente in eigenthümliche Umwandlungen versetzt werde, deren Resultat die Neuerzeugung des giftigen Stoffes in Form von gasartigen oder staubförmigen in der Luft schwebenden Materien ist. Später erwähnt Griesinger, dass also eine eigentliche und directe Vervielfältigung oder Potenzirung des Giftes da stattfinde, wo die Ausleerungen Cholerakranker im Contacte mit einer sonstigen Excrementen-Anhäufung der fauligen Zersetzung unterliegen, und dass die Verbreitung und Verwesung der Excremente im Boden, im Untergrund der Wohnhäuser die allgemeinste und ergiebigste Quelle für die Processe sei, aus denen die specifische Cholera-Ursache entsteht.

Um nun einigermassen in dieser Richtung hin ebenfalls Resultate aufweisen zu können, brachte ich Cholera-Entleerungen und auch lange, abgebundene Stücke Dünndarm sammt Inhalt in grosse Präparaten-Gläser, welche ich mit eingeriebenem Stöpsel verschloss und liess nun die Substanzen faulen. Von Zeit zu Zeit untersuchte ich die Jauche, welche sich als schmutzig-röthliche trübe Flüssigkeit zeigte — eine wahrlich eckelhafte und am Ende gefährliche Aufgabe — und fand nie etwas anderes als Miriaden von Schwärmsporen, zu weiterer Entwicklung bringen es dieselben im geschlossenen Raume auf faulenden thierischen Substanzen nicht. Ich säete nun einen Theil dieser Jauche auf Alcohol, den ich mit Wasser ziemlich verdünnte, und schon ganz kurze Zeit darauf fand ich neben diesen zahllosen Schwärmsporen eine colossale Menge von Bacterien in Verfilzung in einem etwas consistenteren schleimigen Medium (Bacterien-Gallerte).

Ich setze diese Versuche noch fort und versuche die verschiedensten Substrate in ihrer Wirkung auf die weitere Vegetationsform der Sporen.

Nachdem Pettenkofer und Thiersch, letzterer auf dem Wege des Experimentes zum Schlusse gelangten, dass die frischen Cholera-Dejectionen nicht inficiren, und dass dieselben erst nach einem eigenthümlichen Zersetzungsprocesse giftig werden, sind nur die zwei Fälle möglich, nämlich, dass, wenn die Cholera-Ursache und der Pilz ein und dasselbe sein sollten, in den Sporen die inficirende Vegetationsform liegt, und zweitens, wenn die inficirende Substanz ausser dem Pilze liegt, so ist constant mit der Vervielfältigung und Potenzirung des Choleragiftes die Wucherung solcher Sporen verbunden. Zu einer oder der anderen Annahme muss man sich bequemen.

Ich habe ebenfalls daran gedacht, durch Experimente zum Ziele zu gelangen, und einem Hunde eine grosse Quantität Cholera-Dejectionen beigebracht; das Thier bekam vier Tage lang nichts anderes zu fressen noch zu trinken, als Cholera-Dejectionen, und ohne jeden Erfolg. Nachfragen an competentester Stelle belehrten mich aber, dass trotz gegentheiliger Behauptungen der Hund kein geeignetes Versuchsthier sei, sowie dass die Erzählung aus der Luft gegriffen sei, dass zur Zeit von Cholera-Epidemien unter den Hunden ähnliche Erkrankungen vorkommen. Während der letzten Epidemie ist in Wien nichts Aehnliches beobachtet worden. Ebenso ist der zweite thierische Märtyrer der Wissenschaft, das Kaninchen, schon als Pflanzenfresser nicht geeignet zu solchen Versuchen, deren ich mehrere, ebenfalls mit völlig negativem Resultate angestellt habe. Weisse Mäuse, deren sich Thiersch bediente, schienen mir von vornherein als zu klein und zu zart zu derartigen Experimenten, da wirkt der Zufall zu entschieden mit, auch Griesinger erwähnt von diesen, dass das Gegenexperiment fehle.

Ich will mich in diesen Blättern nicht über die putride Infection und ihr Verhältniss zur Cholera aussprechen, Versuchs-Reihen in dieser Richtung sind in meinem Laboratorium im Zuge, und es wird mir wohl späterhin noch erlaubt sein, Mittheilungen über die Ergebnisse derselben zu machen. Vor der Hand bin ich zu einem Abschlusse noch nicht gelangt.

Für den bestimmten Nachweis des Wesens der Cholera-Infection sind zunächst die ätiologischen Momente der Cholera-Erkrankungen, soweit das überhaupt möglich ist, kritisch zu erforschen. Auch fehlt es übrigens nicht an Fällen, wo Cholera-Defaecationen von Menschen zufällig oder absichtlich mit wechselndem Erfolge genossen wurden. So erzählt Routh[1]): Fünf Aerzte kosteten Cholerastuhl, einer, der vorher schon an Durchfall gelitten hatte, bekam drei Tage nachher die Cholera und starb an demselben Tage, ein anderer zeigte am vierten Tage nachher Cholerasymptome, welche aber zu einem typhösen Fieber führten, ein dritter bekam einen leichten Cholera-Anfall, die anderen blieben gesund. — Ein Mann trank aus Versehen eine ziemliche Quantität Reiswasserstuhl eines Cholerakranken ohne irgend welche Folgen. Die Inoculation von Cholera-Excrementen hatte Schwindel und Uebelkeit, welche nach starker Perspiration verschwanden, und die Ingestion von Cholera-Vomitus nebst Inspiration von Cholera-Athem viertägiges Unwohlsein, aber nicht Cholera zur Folge. Noch weniger sichere Anhaltspunkte geben die Experimente mit Thieren, die man mit Cholera-Dejectionen fütterte oder der Einwirkung einer concentrirten Cholera-Atmosphäre aussetzte. Meist entstand eine nicht specifische Diarrhoe. Routh erwähnt auch, dass Diarrhoe bekanntlich sehr oft die Folge von Genuss eines mit Faecalstoffen verunreinigten Wassers ist.

In Merkel's Bericht über die Choleraliteratur[2]) heisst es: In Warschau hat die 1832 dahingeschickte Commission Cholera-Dejecta in ziemlicher Menge verschluckt, ohne die Cholera bekommen zu haben. Merkel bemerkt hierzu: „eine Thatsache, die der Pilztheorie auch nicht sehr günstig ist." Mir scheint es übrigens, dass die Pilztheorie, wenn sie aufgestellt wird, durch die negativen Resultate derartiger, ebenso sinnloser als ekelhafter und durch nichts zu entschuldigender Experimente durchaus nicht umgestossen wird.

Denken wir uns nun die inficirende Substanz, das Cholera-Gift sei den Pilzsporen immanent, so wird man immerhin nach der Wirkung solcher Pilze fragen können. Diese kann nun theilweise eine mechanische sein, grösstentheils wird aber die chemische Wirkung dieser pflanzlichen Organismen in Betracht zu ziehen sein. In mechanischer Beziehung könnte man sich allerdings denken,

---

[1]) Ueber die Gährung der Faeces als Ursache von Krankheiten. Associations med. Journ. 1856. Schmidt's Jahrb. Bd. 101. 1859. pag. 220.
[2]) Schmidt's Jahrbücher. Bd. 79. 1853. pag. 249.

dass die Zoogloea Termo das Epithel unterwühle und abhebe, eine Bemerkung, welche Pacini schon gemacht hat; ich entnehme das der schon angeführten Arbeit Lambl's, da ich mir Pacini's Aufsatz nirgends verschaffen konnte. Lambl schreibt: „Ob die zahllosen Vibrionen, von denen man sich erst mit einer höheren optischen Kraft hinreichend überzeugt, im Cholera-Stuhle und Erbrochenen eine bestimmte Deutung zulassen, bleibt noch dahingestellt, diese sind 0,0020—0,0040 Mm. lang und 0,0005 — 0,0007 Mm. breit, äusserst zart contourirt, am meisten dem Bacterium Termo ähnlich, sonst aber durch Nichts von jenen unterschieden, die man bei allen möglichen Zersetzungen in Flüssigkeiten begegnet. Pacini ist geneigt, denselben die Unterwühlung und Ablösung des Darmepithels zuzumuthen, in seiner Notiz (Sul Cholera asiatico, Firenze 1854, p. 11; wo die Villi intestinales als Befund der Cholera-Flüssigkeit angeführt werden), spricht er sich darüber nicht näher aus; nach einer mündlichen Mittheilung vom J. 1856 will er diese Molecular-Wesen auch im Innern der Darmzotten, also im Bindegewebskörper der Villi intestinales beobachtet haben, und nach seiner Vorstellung wird nicht blos das Epithel von denselben unterminirt, sondern auch das compacte Gewebe der Darmzotte derart gesprengt und an der Basis abgesetzt, dass die Darmzotte selbst im Cholera-Stuhl zur Ansicht kommt."

Ich erinnere hier, dass ich bei meiner Beschreibung der Zoogloea Termo erwähnt habe, dass ganze Schichten derselben dem Epithel anhaften, welches in grösseren Membranen im Darminhalte oder der Defaecation erscheint, doch konnte ich mich noch nicht genau überzeugen, so leicht das immerhin scheinen mag, ob das Epithel auf oder unter der Schleimschicht liegt, in einzelnen Fällen war dasselbe entschieden ganz eingehüllt.

Ohne darum weiteres Gewicht auf die mechanische Wirkung zu legen, wende ich mich zur chemischen und muss dabei auf das schon früher Erwähnte bezüglich der Wirkungen der Pilze auf ihr Substrat verweisen. Ich füge nur einige Citate aus der Feder anerkannter Forscher noch hinzu, welche dazu dienen mögen, die pathochemische Seite der Cholera mit den notorischen Pilzwirkungen zu vergleichen.

C. Schmidt[1]) fand im Erbrochenen neben Ammoniaksalzen unzersetzten Harnstoff, während er in den Stuhlgängen denselben durchaus nicht finden konnte, dafür aber sehr viel kohlensaures Ammoniak. Ferner erwähnt Schmidt, dass das Cholera-Blut in viel kürzerer Zeit Harnstoff in kohlensaures Ammoniak zerlege, als normales Blut, und sagt: „Jener ungewöhnliche, wahrscheinlich das überimpfbare Krankheitsferment (Contagium) liefernde Blut-Bestandtheil verhält sich zu diesem, wie der auf Zuckerwasser an sich einflusslose Kleber zum daraus gebildeten Inhalt des Hefepilzes oder wie frischer, den Harnstoff unentmischt lassender Thierschleim zum Product seiner mehrstündigen Selbstzersetzung, dem kräftigsten Carbamid-Fermente."

Lehmann[2]) fand nach Beginn der Erkrankung im Erbrochenen Butter- und Essigsäure. Enthält die Flüssigkeit keine Speise-Reste, so fand er, wie Schmidt, constant Harnstoff. War die Krankheit dagegen weiter vorgeschritten, die die Uraemie begleitenden Hirnsymptome eingetreten, und erfolgte überhaupt noch Erbrechen, so fand sich neben andern Ammoniak-Salzen besonders kohlensaures Ammoniak und die Flüssigkeit war deshalb alcalisch. — Während Lehmann im Blute auch solcher Cholera-Kranken Harnstoff nachweisen konnte, welche vor dem Eintritte der Uraemie erlagen, fand er stets das Blut ammoniakhaltig und die Magenschleimhaut der Leiche stark alcalisch, sobald die der Uraemie eigenthümlichen Cerebral-Symptome eingetreten waren.

Fragen wir also, ob die Pilze an sich geeignet sind, derartige Umsetzungen zu veranlassen, so wiederholen wir, dass nach Pasteur und Hallier die Wirkungen der Pilze zunächst auf die Stickstoffverbindungen gerichtet sind, welche in Wasser, Kohlensäure und Ammoniak zerlegt werden.

Dass Pilzbildungen specifischer Natur im Körper ganz specifische Veränderungen hervorrufen müssen, ist gleichfalls von de Bary ausgesprochen. Es ist nun durchaus nicht nothwendig, zu constatiren, dass diese Specificität sich auf die Pilzarten beziehen muss, es ist ganz gut denkbar, dass solche specifische Wirkungen gewissen Vegetationsformen oder Entwicklungsstufen zukommen.

---
[1]) Zur Characteristik der epidem. Cholera. Leipzig 1850.
[2]) Physiolog. Chemie. Leipzig 1850.

Unabweislich ist ferner die Thatsache, dass die Orte, wo wir solche Pilzwucherungen am reichsten antreffen, zugleich Infections-Herde der Cholera sind, und dass gerade die niedersten Formen der Pilzbildungen in jenen Substanzen den günstigsten Boden für ihre Vermehrung finden, welche wir allen gewonnenen Erfahrungen nach für die Träger des Choleragiftes halten. Pettenkofer's berühmten Untersuchungen über die Durchfeuchtung des Untergrundes mit animalischen Zersetzungsproducten und ihren Einfluss auf die Entstehung der Cholera und ihre Verbreitung stimmt ganz mit diesen Vermuthungen überein, welche ich neu und vielleicht bestimmter — weil begründeter als jemals — aufwerfe. Ich habe mich nur darauf beschränkt, die vorkommenden Pilzbildungen genauer zu beschreiben, und glaube den schon an sich richtigen Beweis für die Pilznatur der Bacterien stricte geführt zu haben. Indem ich dann als hochwichtige Analogie die Pathologie des Milzbrandes kritisch besprochen habe, lag mir vor der Hand nur daran, nicht nur die Möglichkeit, sondern selbst die Wahrscheinlichkeit der innigen Beziehung der beschriebenen Pilzbildungen zur Natur des Cholera-Giftes nachzuweisen.

Pilzbildungen sind bei Cholera schon mehrmals gefunden worden, doch wurde niemals so entschieden auf ihr Vorkommen und ihr Verhältniss zur Erkrankung hingedeutet.

Eine interessante Episode in der Cholera-Literatur bildet in dieser Beziehung die Geschichte der Cholera-Zellen von Brittan und Swayne [1]).

Im Jahre 1849 untersuchten dieselben in Folge der Aufforderung der med.-chir. Gesellschaft zu Bristol die Cholera-Ausleerungen microscopisch und fanden unabhängig von einander darin ringförmige Körperchen, welche sie in den Dejectionen Nicht-Cholera-Kranker vergebens suchten. Budd hat zu gleicher Zeit

---

[1]) S. Brittan: Report of a Series of microscopical investigations on the Pathology of Cholera. Lond. med. Gaz. Novbr. 1849. 530. — J. G. Swayne: An account of certain organic Cell's peculiar to the Evacuations of Cholera. Lancet. October 1849. 368. 398. November 530.

das Trinkwasser des Stadtviertels, in welchem die Cholera herrschte, untersucht, und dieselben Körperchen darin gefunden, während sie in dem Wasser der von der Cholera freigebliebenen Stadttheile fehlten. Die fraglichen Körperchen, welche Swayne: Cholera-Cell's, Grove: Cholera Fungi, Basham: Cholera sporules nannten, waren nach ihren Entwickelungsstadien von verschiedener Grösse. Die kleinsten derselben hatten etwa die Grösse der Blutkörperchen und waren theilweise noch kleiner; sie waren durchsichtig, ein wenig abgeplattet wie die Blutkörperchen und bekommen durch die Dicke ihrer Wände das Aussehen von Ringen u.s.w.

Baly und Gull[1]) erklärten in einem Berichte an das Collegium der Aerzte in London: dass diese sogenannten Cholera-Pilze sich weder in der Luft, noch im Wasser von Cholera-Herden finden, dass unter dem Namen Cholera-Pilze oder ringförmige Körperchen Objecte von sehr verschiedener Natur zusammengeworfen wurden, dass eine grosse Anzahl derselben sich als Substanzen erwiesen hat, die in Speisen oder Arzneien aufgenommen worden, dass der Ursprung anderer zweifelhaft sei, doch seien es keine Pilze, dass die merkwürdigeren Formen sich auch bei Nicht-Cholerakranken finden, und endlich, dass die von Brittan und Swayne gefundenen Körperchen mit der Cholera in keinem Zusammenhange stehen.

Quekett war mit Brittan und Swayne einverstanden, und die Entdeckung rief eine ganze Literatur hervor. Ich kann mir nicht denken, was Brittan und Swayne gesehen haben, und Lambl meint, das wären Helminthen-Eier gewesen!

Pouchet[2]) und Donné fanden in den Cholera-Entleerungen eine unendliche Menge von Infusorien, welche sie als Vibrio rugula erkannten; im Erbrochenen hingegen wollen sie die Infusorien niemals gefunden haben. Ich vermuthe, dass Pouchet und Donné die Bacterien gesehen und das Erbrochene nicht ordentlich untersucht haben. Gegen das Vorkommen von Infusorien im Verdauungscanale sind schon sehr gewichtige Stimmen laut worden, (Cohn), und ich gestehe, niemals Infusorien, auch jene Formen

---

[1]) The Cholera subcomitte of the college of Physicians of London on the Cholera-Fungi. Lancet. Novbr. 493. Med. Times. Novbr. 1849. 351.
[2]) Infusoires dans les Déjections de Cholériques. Compt. rend. de l'Acad. des Scienc. T. XXVIII. 17.

nicht gesehen zu haben, welche als Vibrio serpens und rugula u. s. w. als im Darmcanale vorkommend beschrieben wurden.

Follin[1]) behauptete, dass in der Mehrzahl der Fälle die weissen Massen der Darmentleerungen durch zahlreiche auf ihrer Oberfläche granulirte unregelmässig runde Kügelchen gebildet sind, welche unter einander zusammenhängen. Sie enthalten in ihrem Innern keine deutlichen Kerne und Follin hält sie deshalb für unvollkommen entwickelte Eiterkügelchen. Sollte Follin ebenso wie Th. Williams[2]), welcher pentagonale mit Moleculen gefüllte Zellen in den Cholera-Entleerungen entdeckte, die Cylinderepithelien des Darms verwechselt haben?

Dagegen kommt Williams bei der Beschreibung der schleimartigen Massen der Entleerungen entschieden meinen Angaben näher. Er erwähnt, dass sich diese Massen als eine hefenartige Substanz zeigen, in welcher microscopische Körperchen von selbstständiger Natur in sehr grosser Anzahl flottiren. Unter mässigen Vergrösserungen löse sich diese Masse in eine dichte Anhäufung pellucider Molecüle auf, welche mit mehr oder weniger zahlreichen geplatzten oder entleerten Zellenkapseln untermischt sind. Die durchsichtigen Körnchen hält Williams für Abkömmlinge der Zellen, während die Involucra derselben sich immer in deren Nähe befinden.

Marshall Hall und Bush[3]) hielten die Swayne'schen Cholera-Zellen für Uredo-Arten, wogegen Berkeley und Hassa sich aussprachen und erklärten, dass die gefundenen Körperchen zwar Pilze, aber von Uredo verschieden seien.[4])

Wedl[5]) hat Pilze auch bei der Diarrhoe marastischer Kinder in den Faeces gefunden, und es ist ihm in vielen Fällen wahr-

---

[1]) Examen microscopique du Sang et des matières vomies ou rendues par les selles chez Cholériques. Compt. rend. de la Soc. de la Biol. Gaz. des Hôpit. No. 53. 1849.
[2]) Microscopic characters of Cholera Discharges. Lond. med. Gaz. October 1849. 479. 623.
[3]) The Uredo and the microscopical Appearences in choleraic Discharges. Ibidem 733.
[4]) Lond. med. Gaz. 1849. November.
[5]) Studien über die Cholera. Zeitschr. der Gesellsch. d. Aerzte. Wien. V. Jahrg. II. Bd. 1849. pag. 633.

scheinlicher, dass das Exsudat schon vorhanden ist, bevor noch der Pilz sich gebildet hat, da man denselben oft erst einige Zeit nach einem gebildeten wenig organisationsfähigen Exsudate finden könne. In einem Falle eines drei Tage an Cholera krank gelegenen Knaben war dessen Oesophagus an dem unteren Abschnitte mit einer schmutzig bräunlich-grauen Masse belegt. Es sassen allenthalben sehr viele Thallusfäden auf einer kernig granulären Masse auf. — Wedl's Meinung ging dahin, dass den sich ohnehin nur selten vorfindenden Pilzen vor der Hand kein Gewicht beizulegen sei, und daher auch dieselben als Miasmenträger noch nicht anzusehen wären. — Früher aber schreibt Wedl: Glättet man die Schleimhaut mittelst zweier Nadeln so, dass die Zotten frei an dem Rande hervorstehen, so erblickt man häufig an letzteren, jedoch auch an der Oberfläche der des Epitheliums entblössten Schleimhaut eine fein vertheilte, hie und da gruppirte, moleculäre Masse (pag. 613).

Lambl[1]) beschreibt Plaques einer gallertigen Masse, die aus einseitig schattirten ungemein zarten Bläschen bestehe, welche in der Profilansicht säulenförmig geordnet sind, ferner gallertige Conferven und einen Confervenfilz (Taf. 18. Fig. E. c''') bestehend aus gegliederten Fäserchen, die einzelnen Glieder gleichen den Vibrionen. Lambl fand diese Bildungen bei Enteritis, wenn ich ihn recht verstehe, und die Zeichnung entspricht vollkommen jener Bacterien-Gallerte, welche ich ebenfalls bei Dysenterie gefunden habe, und deren Unterschiede von der bei Cholera gefundenen Zoogloea Termo ich hervorgehoben habe. Auch Lambl neigt sich der Ansicht hin, alles was man im Darmcanale als Vibrionen beschrieben hat, als Schwärmsporen zu erklären.

Melzer[2]) nimmt an, dass die in den Ausleerungen Cholera-Kranker vorfindigen Pilzbildungen selbst als giftige zu betrachten sind, und dass sie nach dem Trocknen ihrer Unterlage in die Luft gelangen und auf diese Weise die Infection veranlassen.

Thiersch endlich erwähnt, dass den Pilzvegetationen. welche

---

[1]) Aus dem Franz-Josef-Kinderspitale. Prag 1860. pag. 368 u. w.
[2]) Zeitschr. der Gesellsch. der Aerzte. Wien 1856.

sich in den Ausleerungen entwickeln nur äusserlich der schädliche Stoff adhärire und mit jenen verbreitet werde. (Griesinger).

Ich behalte mir vor, bei der Mittheilung der Ergebnisse meiner ferner in diesen Richtungen anzustellenden Versuche genauer auf Pettenkofer's, Thiersch's und Lambl's Untersuchungen einzugehen, und schliesse hier meine vorläufigen Mittheilungen.

4. Apparat zur Pilz-Cultur.

Der Apparat, welchen ich jetzt zu **Pilz-Culturen** benütze, erfüllt vollkommen die Anforderungen, welche man an **eine derartige Vorrichtung knüpfen muss, soll** anders das Ergebniss solcher Versuche exact und beweiskräftig sein.

Er besteht zunächst aus einem Kolben (Fig. XV. D.), welcher mit einem dreifach durchbohrten Korke oder Kautschuk-Pfropfe fest verschlossen ist. In die eine Oeffnung kommt eine winkelig gebogene Glasröhre (A), welche mit einem Hahn (a) im horizontalen Theile versehen ist. In die zweite Oeffnung kommt eine Glasröhre (B), welche etwas weiter als die vorige etwa 4 – 5 Cm. vom unteren Ende in eine kleine Kugel ausgeblasen ist. Der unterhalb der Kugel befindliche Theil ist in eine feinere Spitze ausgezogen und steckt so in dem Pfropfe, dass die Spitze gerade etwas über die untere Fläche noch vorragt. Oberhalb der Kugel ist die Röhre wieder knieförmig gebogen, und mit einem Hahn (b) im horizontalen Theile versehen.

Die dritte Röhre (C) ist gleichfalls rechtwinkelig gebogen und mit einem Hahn (c) versehen. An diese schliesst sich eine etwas weitere Röhre (d), welche ziemlich dicht mit Baumwolle gefüllt ist, und mit dieser Röhre ist wieder ein Kugelapparat oder einfach ein Gläschen angeschlossen, welches mit doppelt durchbohrtem Pfropfe versehen ist und concentrirte Schwefelsäure enthält (e). Die Verbindungsröhre mündet über dem Niveau der Schwefelsäure, die nach aussen führende zweite Glasröhre reicht bis nahe an den Boden des Gläschens.

Gesetzt nun den Fall, ich will Blut auf Pilze dadurch untersuchen, dass ich das Blut auf Syrup bringe und stehen lasse, so fülle ich zunächst den Kolben (D) mit zur Hälfte mit Wasser verdünntem Zuckersyrup an und verschliesse. Sodann präparire ich mir eine

Vene vorsichtig und schiebe in derselben das Blut möglichst zusammen. Jetzt nehme ich die Pipetten-artige Röhre B, wasche sie in siedendem destillirten Wasser sorgsam aus, fülle sie damit, sperre dann den Hahn, so dass durch die untere feine Oeffnung nichts herauslaufen kann, und warte die Abkühlung ab. Nun steche ich die Spitze der Röhre in die Vene ein, und sauge mir vom winkelig abgebogenen Schenkel nach Oeffnung des Hahnes vorsichtig Blut in die Röhre, und schliesse sofort. Jetzt erst stecke ich die so gefüllte Röhre B in die für dieselbe bestimmte Oeffnung des Pfropfes und verschmiere mir alles sorgfältig.

Nun bringe ich erst den Syrup im Kolben D zum Sieden, nachdem ich die Hähne a und c geöffnet habe. Der Dampf entweicht vorzugsweise durch die Röhre A. Hat der Syrup eine Zeit lang gekocht, so schliesse ich den Hahn a und nehme dann die Flamme weg. Bei der die Abkühlung der siedenden Flüssigkeit und der Luft begleitenden Condensation zieht sich nun atmosphärische Luft durch den Waschapparat C in den Kolben. Ich warte nun wieder die Abkühlung ab, sperre dann den Hahn c, und setze den Waschapparat, welchen ich hinter dem Hahne c abnehme, rasch an die Pipetten-artige Röhre B an, deren Hahn bis jetzt immer verschlossen blieb. Nun sauge ich an der Röhre A mit Oeffnung des Hahnes a und b und sauge mir auf diese Weise das Blut aus der Pipette auf den nun gereinigten Syrup, über welchem sich ebenfalls eine vollkommen pilzfreie Luftschicht befindet. Wenn sich nun in der Flüssigkeit Pilze entwickeln, so müssen dieselben im Blute vorhanden gewesen sein, an ein Hineingerathen auf anderem Wege ist mit einem solchen Apparate nicht zu denken.

Ich gestehe selbst, dass der Apparat etwas complicirt ist, doch war ich nicht im Stande, ihn einfacher zu construiren, wenn ich ihn vorwurfsfrei wissen wollte.

Nachwort.

Nachdem die Frage, ob niederste pflanzliche oder thierische Organismen die Träger des Choleragiftes seien, von Herrn Professor Klob in vorstehender Schrift abermals auf Grundlage von Untersuchungen aufgeworfen wurde, deren Berechtigung hierzu wohl von Niemand bestritten werden dürfte, glauben wir annehmen zu können, dass die vom Herrn Verfasser publicirten Resultate und die an dieselben geknüpften Reflexionen von Fachmännern eine eingehende Prüfung erfahren werden, und dass die nun wohl der endgültigen Entscheidung nahe gerückte Frage über das Wesen der Cholera durch diese nachhaltige Anregung ihrer endlichen Lösung auf dem Wege exact wissenschaftlicher Forschung mit beschleunigten Schritten entgegengeht. Wir hoffen somit, durch Veröffentlichung der Arbeit des Herrn Professor Klob auch unsererseits, wenngleich indirect zur Förderung der Erkenntniss des Wesens der verheerenden Seuche beigetragen zu haben.

In obiger Annahme erklären wir uns nun gern bereit, ausser der demnächst von Herrn Professor Klob selbst noch zu veröffentlichenden Fortsetzung seiner Untersuchungen in dieser und verwandter Richtung, auch weitere Studien und Forschungen über das Wesen des Cholera-Processes von anderen Autoren in unserem Verlage erscheinen zu lassen. Wir richten daher an jene Herren Mediciner, welche sich nunmehr mit einschlägigen Arbeiten befassen wollen, die Aufforderung, sich freundlichst mit uns in Beziehung setzen zu wollen.

Die uns in Folge dieser Aufforderung eventuell zugehenden Arbeiten würden wir nach erfolgter Uebereinkunft mit den

Herren Autoren unter einem gemeinsamen Titel herausgeben, und hoffen so der Sache zu dienen, indem wir der Einheit der wissenschaftlichen Forschungen auch die entsprechende und gewiss fördernde Einheit der äusseren Form zu geben bestrebt sind.

Leipzig, Januar 1867. **Duncker & Humblot.**

Erklärung der Tafel.

Fig. I. Pflasterepithel mit **Sporenbestaubung**, a a. **Sporenbestaubung**, b. c. und d. herangewachsene **Sporen**, e. kleine **Bacterien auf Epithel**.

Fig. II. a. Sporenhaufen, b. eingeschnürter Sporenhaufen, Entwickelung der Zoogloea Termo.

Fig. III. Diffuses Sporenaggregat, daneben ein kleines Bacterienhäufchen.

Fig. IV. a, a, b. Sporen und Bacterienhäufchen, bei c. schon kleine Gliederketten.

Fig. V. Diffuses Sporenaggregat mit beginnender **Lösung** der **Sporen** und Heranwachsen derselben **zu kurzen** Gliederketten.

Fig. VI. Gliederkettenfilz.

Fig. VII. Lange Gliederketten.

Fig. VIII. Verschiedene Formen von **Gliederketten** aus verschiedenem Darminhalte.

Fig. IX. a. Sporonema gracile (?), daneben eine Gliederkette um ein Schleimkörperchen geschlungen. Darunter gebogene Bacterien grösserer Art; im Haufen zu unterst kurze **Gliederketten** und Bacterien nebst **Schwärmsporen**. Rechts abgestossenes sehr getrübtes **Epithel**.

Fig. X. Aus einem dysenterischen Stuhl. Eiterkörperchen, phosphorsaure Ammoniak-Krystalle, kleine Krystalle (pag. 42. 43).

Fig. XI. Bacterien (Vergr. 1200).

Fig. XII. Zoogloea Termo aus dem Darminhalte einer Choleraleiche.

Fig. XIII. Entwicklung der Pilzbildungen aus Sporenstaub zu Bacterien und sofort zu Gliederketten.

Fig. XIV. Verschiedene Formen von niedersten Organismen (pag. 42. 43).

Fig. XV. Apparat zur Pilzcultur.

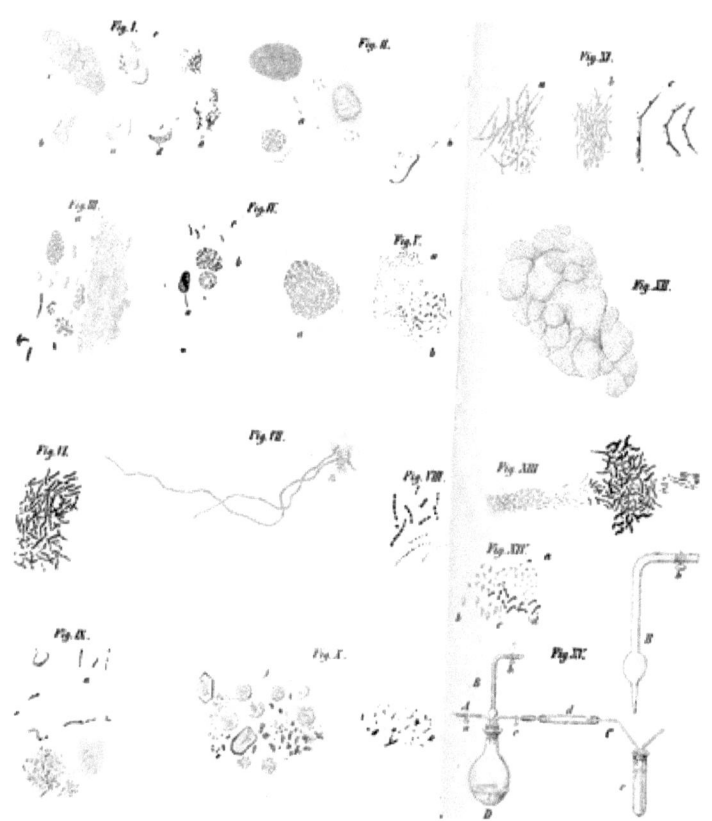